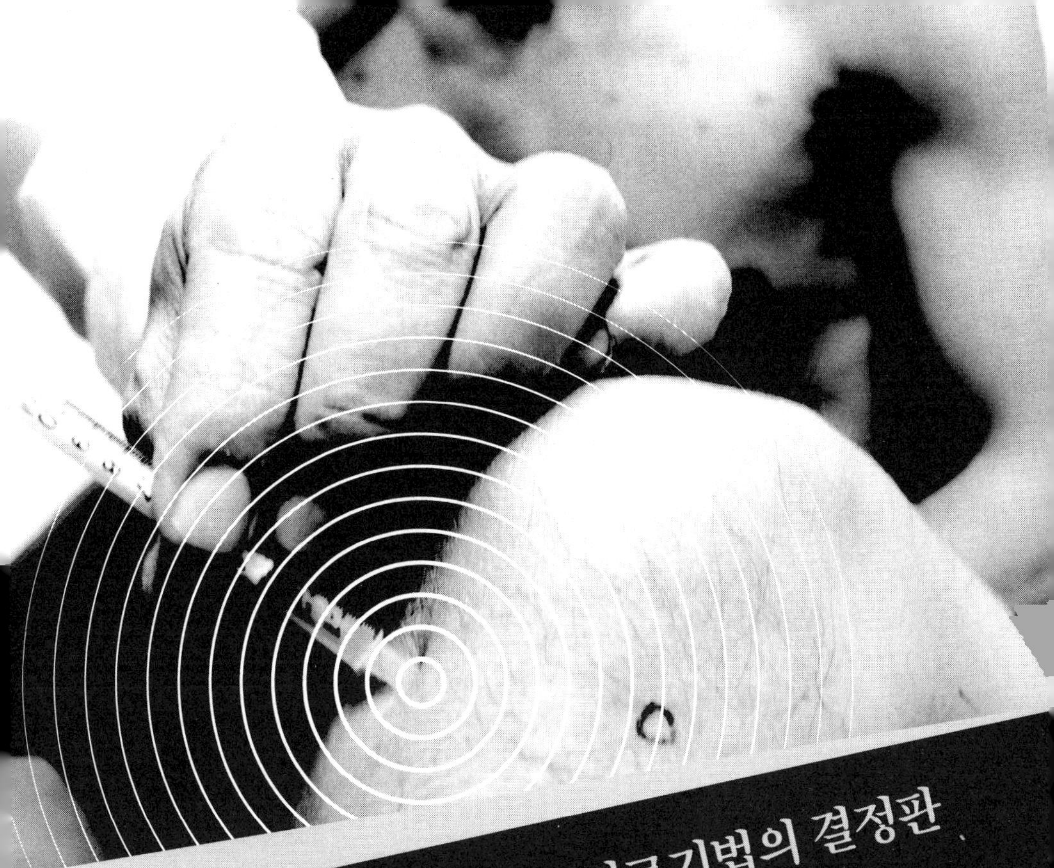

30년 치료기법의 결정판

사암침과 면역약침의 만남

저자_동이 朴祥佑

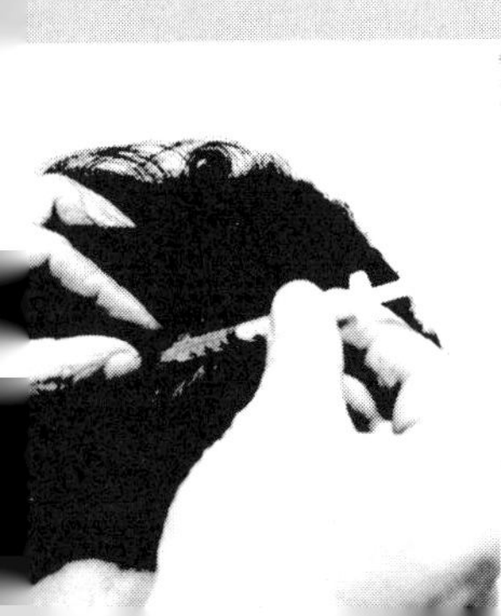

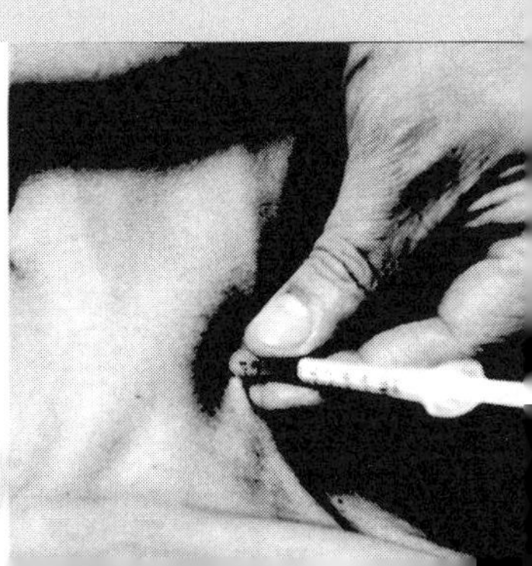

Jinhan M&B

서문 본문으로 들어가기 전에

민족 고유의 침법(針法)을 창안하신 사암(舍岩)도인의 오행침(五行針)이 현금(現今)에 와서 학계와 세인들에게 널리 알려짐이 참으로 다행스럽다고 하겠다. 사암은 사명대사(四溟大師)의 문도로서 장경회상에서 득도하였다고 한다.

佛法이 醫學인바 活人에 뜻을 두고 토굴에서 산고의 고초를 겪고 잉태한 지혜의 산물인 사암침법을 우둔한 속인이 던져준 화두의 달은 보지 못하고 손가락만 쳐다보며 짖는 꼴은 아닌지 모를 일이다.

앞서 발간한 「사암침법의 핵심원리」에서 밝힌 바 있지만 오행혈(五行穴)에 염괄보사(捻括補瀉)는 있어도 영수보사(迎隨補瀉)는 없다고 하자 염괄보사는 영수보사에 염전(捻轉)을 하면 같은 수기법(手技法)에 속하지 않느냐는 질문을 수 없이도 많이 받았다.

본문 (당뇨편)에서 다시 설명하기로 하고, 사암침구요결 서문에 심칠정지부침(審七情之浮沈)을 유심(唯心)에 접근해서 풀 수만 있다면야 어찌 상의(上醫)라 아니 하리요.

환자의 형체만 보고서 칠정이나 승강부침을 의자(醫者)는 당연히 살펴야 하거늘, 천하에 의자(醫者)는 가득하나 탁마(琢磨)와 수심(修心) 없는 의자(醫者)들이 득세하는 시대가 도래(到來)한 것 같다.

초발심(初發心)자는 모름을 부끄럽게 여기지 말고 부족함을 채우는데 욕심을 부리는 것은 탐욕이 아닐 것이요. 이치를 깨닫지 못하고 명예만 탐하는 것은 치자(癡者)의 탐욕에 지나지 않을 것이다.

이 시대의 의학은 면역을 갈구하는 부름에 역행하는 것이라 사암의 자율신경 균형유지와 천변의 임파구로 합일점을 찾아보고자 감히 듣고 느낀 대로 옮겨 보고자 한다.

침구학자들의 연구 발표를 보면 체침(體鍼)중에 깊게 자입(刺入)하여 강한 자극을 주었을 때 통증효과는 감소하나 교감신경 쪽으로 기울게 된다고 한다.

사암침에도 12경락 오수 혈 외에 체침(體鍼) 가운데 강자극을 요하는 곳도 몇 군데 있기는 하지만, 오수 혈에서는 깊게 자입하여 강자극을 요하는 혈 자리 없음이 이를 말해주고 있다.

염괄(捻括) 또한 염전(捻轉)하지 아니하고 형태만 취하여도 보사(補瀉)가 이루어진다는 사실을 깨달아야 하며, 원래는 12경락 오수 혈(정승격)에 사암도인은 영수보사를 언급한 바 없었음을 간고하여야 하고, 유주방향에 따라 자침을 하더라도 보사(補瀉)의 형태만은 정확히 취해야 할 것이다.

직자(直刺)를 해도 마찬가지이다. 본인은 형태를 정확히 취한 후에 영(0)은 좌측, 일(一)은 우측으로 음경(陰經)과 양경(陽經)에 따라, 또음양(陰陽)시간에 따라 방향을 달리 하기도 하나 형태만은 정확히 취한다.

강 자극이 없는 오행(五행)혈의 정승격(正勝格)은 부교감 쪽으로 기울게 한다.

일반 체침의 강 자극은 자율신경이 교감신경 쪽으로 기울게 되면서 과립구는 늘고 임파구가 줄어드는 반면, 사암침 법은 부교감신경 쪽으로 기울면서 과립구는 줄고 임파구가 늘어나면서 면역의 힘을 증강시켜 질병을 퇴치시키고 종양마저 잡아 먹는다고 한다.

면역약침 또한 자극적인 치료방법은 일체 없으며, 주입제가 면역제이고 경락에 작용하여 기의 힘을 발휘하여 임파구에 힘을 실어주면서 자율신경 조절(밸런스)까지 해주는 역할을 한다.

면역체계를 파괴시키는 양약들을 보면 스트로이드계(부신피질홀몬제), 소염진통제, 강화제, 항암제 등이 오히려 긴 안목으로 볼 때 질병을 발생시키고, 부추기고 하는 것들이 면역치료에 있어 바람직하지 않다고 할 수 있으며, 여기서 면역체계를 강화시키는 사암침법이나 면역약침이 상호 보완하는 입장에서 상통하는 점은 많다고 하겠다.

끝으로 「사암침법의 핵심원리」를 발간한 후 많은 동료들의 조언을 듣고 사암침법의 도리(道理)와 본인의 30여 년 약침의 경험과 임상을 통해 터득한 치료법을 밝히고자 하오니 많은 제가들의 질책과 충언을 갈구하는 바이다.

박상우 손모음

사암침과 면역약침의 만남

목 차

제1장 오관질환(五官疾患)

1. 두통

신경을 많이 쓰면 오는 두통으로 신경성 두통을 들 수 있으며, 혈 질환 문제로 오는 혈관성 두통이 있다.

신경성은 근이 수축되면서 오는 두통이고, 혈관성은 걸쭉한 혈액이 혈관 벽에 붙어 뇌혈관 경화를 일으키며 오는 두통이라 할 수 있다.

여기에는 상기가 되어 목덜미를 타고 혈류가 오르다가 발제 주위에 몰려 근육경화로 목덜미가 뻣뻣해지고 후두가 쑤시고 아픈 후두통도 혈관질환으로 볼 수 있다.

다음으로 뇌압이 높아져 오는 혈압성두통과 머리 들기 힘들고 눈까지 뜨기 싫은 빈혈성두통 즉 허혈성두통 등은 담궐성 두통 종류인바 대개는 혈액성 두통이 많은 비중을 차지하나 보다. 특이할 만 한 것은 두통에 어지럼증과 메스꺼움 그리고 구토와 겸했다면 뇌종양을 의심해 볼 것이고, 신부전으로 오는 두통도 살펴 볼 일이다.

사암 도인은 두통을 일곱 가지로 분류하였다.

사암침법(舍岩鍼法)

1) **편두통** : 풍사(風邪)의 침습 및 담화(膽火)가 울결이 되어 발생하는 두통으로 통증은 주로 옆모서리가 아프나, 좌우로 옮겨 다니기도 한다. 담정격을 쓰고 통증이 심할 때는 간정격과 번갈아 가며 쓴다.

2) **혈허두통** : 혈이 부족해서 오는 두통과 양 측면이 아프고 묵직할 때, 가슴이 두근거리고 눈썹외측에서 이마모서리까지 아플 때 소장정격을 쓴다.

3) **두정통** : 두정(頭頂)통과 후두(後頭)통을 치료하며, 머리를 앞으로 숙이기 힘들 때와 뒷목이 뻣뻣하여 젖히기 힘들 때 방광정격을 쓰면 효과가 크다.

4) **전두통** : 전두통과 미릉골통을 치료한다. 눈썹 활 부위가 아프며, 풍열의 침습으로 많이 오고 간 허열(虛熱)로도 오는데 눈동자가 아프고 잘 보이지 않는다. 치법으로 삼초승격을 쓴다.

5) **두심통** : 두통이 심하고 허리를 펴고 굽힐 때도 통증이 오는데 신정격으로 치료한다.

6) **궐음두통** : 머리와 목덜미가 아프고 헛구역이 나면서 거품섞인 가래를 뱉으며, 팔다리가 싸늘한 궐음두통에 삼초정격을 쓰며, 머리가 시리고 아픈 것도 치료한다.

7) **경항두통** : 간정격을 쓰고, 얼굴이 후끈거리고 아플 때도 적용한다.

- 편두통에 열결과 현종을 (−)하기도 한다.
- 머리가 아프면서 토할 때는 담열격을 쓴다.
- 정수리와 후두통에는 팔풍(八風)과 곤륜을 (−)한다.
- 시도 때도 없이 흔드는 채머리에는 심정격이 특효이다.
- 눈썹 노리가 아플 때는 임읍을 (−)하라.

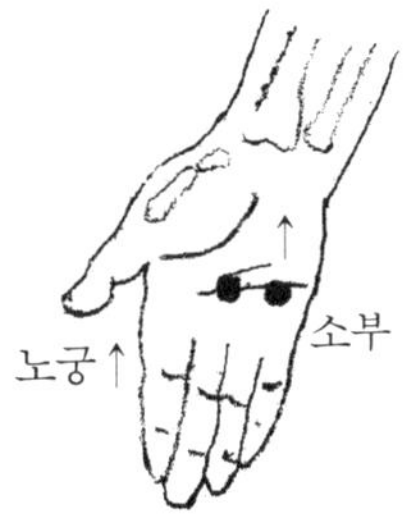

두정통방(사법)

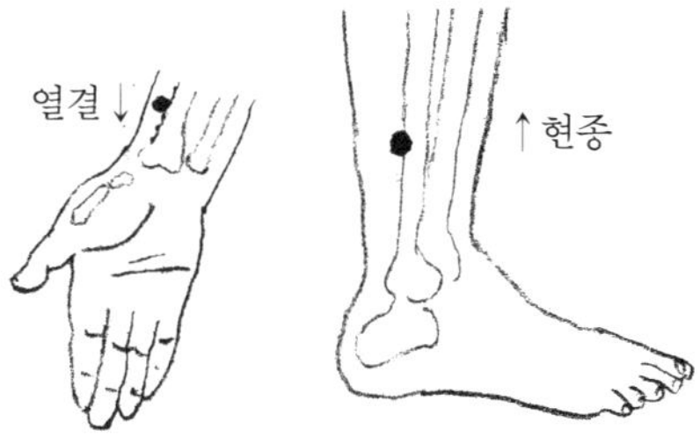

편두통방(염전강자)

면역약침(免疫藥鍼)

a) 고혈압과 두통, 비염, 축농증에 비치(鼻痔)사혈(瀉血)은 필수이다.

b) 두통의 주입경락은 견정, 완골, 풍부양방, 천주, 뇌공, 현리, 뇌호, 후정 등이다. 윤제를 위주로 주입하되 한 곳에 0.05cc 정도이며, 기제는 0.1cc 이상 주입은 삼간다. 모발 부위는 피부를 떠서 주입하면 된다. 편두통과 경항두통은 뇌공, 현리, 솔곡, 풍부양방에 윤제(0.05cc). 견정, 간유부와 간장부에서 압통점을 찾아 윤제 및 기제를 주입한다.

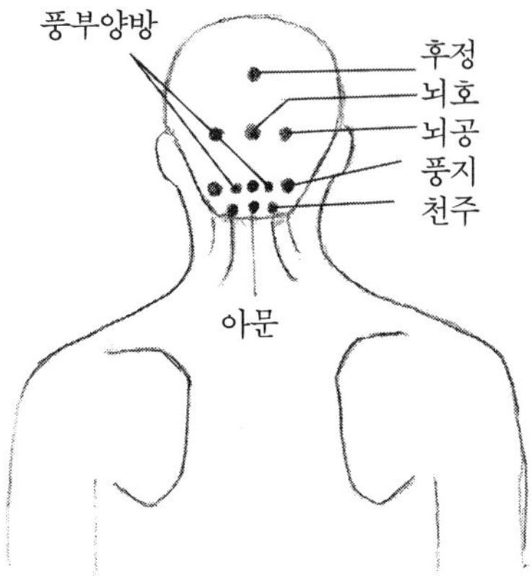

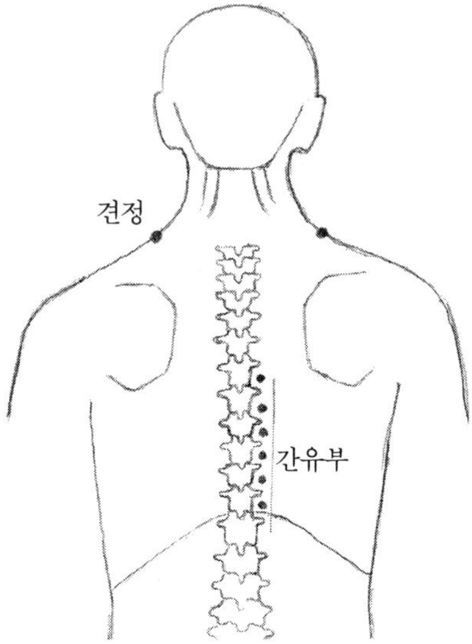

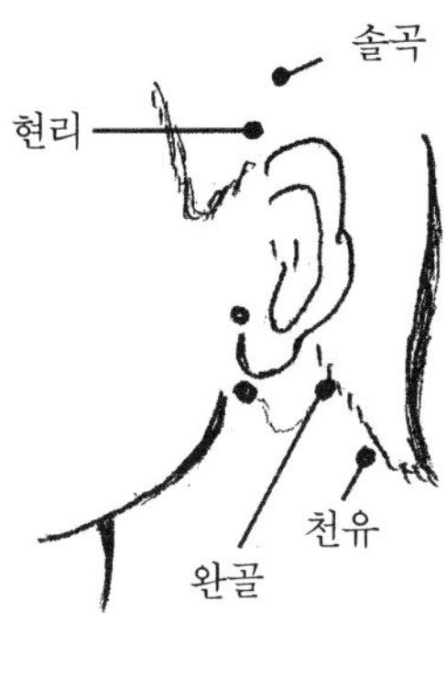

도움말

두통치료에 있어 두부경락에 한하지 말고 장부(臟腑)의 취약점도 찾아 겸해서 치료하라.

사암침법에서 보(補)는 (+)로 표시하고, 사(瀉)는 (-)로 표시한다.

사암 치험예

1) 40세 남자가 두면통(頭面痛)이 있는데 목 부위에 통증이 심하다고 하므로 간정격을 썼더니 수도(數度)에 통증이 반감(半減)하고 또다시 수도에 쾌거(快祛)하였다.

2) 한 여자가 항상 두통이 있고 때로는 목 부위에 통증이 있고 또는 좌우 다리가 아픈데 두통이 심할 때는 두렵고 놀라기도 하고 눈을 뜨고서 사물을 볼 수 없을 정도이다. 물어 보니 10 살 이전에 목 부위가 아팠다고 하여 간(肝) 증세와 비슷하게 대장증(大腸症)이 있으므로 대장정격을 썼더니 나았다. 두통에는 본래 대장증이 없는 것인데 목 부위의 통증은 반듯이 간(肝)증세로 의심하게 되는 것은 중풍(中風)편에서 체기허약(體氣虛弱)이면 풍필상부(風必傷腑)라고 하는 증(症)을 인용(引用)하여 해명(解明)해 둔다.

동이 임상

48세 여자가 10년이 넘게 두통을 앓아 왔다고 한다. 혈압이 있고, 두통이올 때는 눈알이 빠질 듯이 아프다고 한다. 전두통으로 치료는 먼저 비치(鼻痔)를 사혈(瀉血)하였더니 피가 소주잔으로 한 컵이나 나왔다. 사혈만 해도 머리가 훨씬 개운해진 것 같다고 한다.

풍부양방, 뇌공, 아문, 견정, 간유부에 윤제를 주입하고, 병풍, 회음양방에 기제를 주입. 이와 같이 6회 치료로 완치를 하였다.

2. 안질환(眼疾患)

안질환 역시 장부(臟腑)와 결부시켜 치료(治療)를 하여야 한다.

간신(肝腎)의 기운(氣運)이 충실(充實)하면 눈에 정기(精氣)가 깨끗해지고 간신의 기운이 부족하면 눈이 어둡고 어지럽다. 특히 심장도 밀접한 관계를 가지고 있다. 혈맥이 눈에 많이 분포되어 있기 때문이다. 눈의 변화를 국소적으로 보지 말고, 장부의 변화와 연관시켜 보아야 한다.

사암침법(舍岩針法)

1) 동자탁(瞳子濁)

물체가 뿌옇게 보일 때, 바람 불 때 눈물이 나는 증, 안구출혈, 신허증으로 신정격(腎正格)을 쓴다.

2) 청예(靑瞖)

시력이 떨어지다가 점차적으로 안정(眼睛)이 덮여 지는 증과 색맹, 시력저하, 야맹증과 가만히 있어도 눈물이 나는 증은 간허증으로 간정격(肝正格)을 쓴다.

3) 목적통(目赤痛)

결막염, 유행성 안질환, 눈이 갑자기 충혈(充血)되거나 자기도 모르게 눈물이 나는 증에는 간한격(肝寒格)으로 치료한다.

4) 백모(白膜)

백내장, 눈곱이 많이 낄 때, 흰자위에 붉은 힘줄 같은 것이 안막을 가릴 때는 폐정격(肺正格)을 쓴다.

5) 목외자(目外眥)

귀 쪽 위아래 눈꺼풀이 연결된 부위가 충혈(充血)되고, 붉고, 푸른 증과 눈 전체 가려움증에는 위한격(胃寒格)을 쓴다.

6) 내자육기(內眥肉起)

눈 안쪽이 붉고 푸른색의 기육(肌肉) 생(生)하는 증에는 심한격(心寒格)으로 치료한다.

7) 수명파일(羞明怕日)

밝은 것을 싫어하고 속눈썹이 눈동자를 찌르며 물체가 흐릿하고, 한 물건이 둘로 보이는 증을 치료하며, 다래끼 등에는 비정격(脾正格)으로 치료한다.

- 밤눈이 어두우면 임읍, 상양, 태충을 (−)하고.
- 눈이 찝찝하고 맑지 못한 질환에는 임읍, 합곡, 태충을 (−)한다.
- 눈동자가 튀어 나오는 증에는 음곡 (+), 연곡 (−), 삼리 사(斜).
- 눈동자가 몹시 아플 때는 기해 사(−)를 한다.
- 눈곱이 덩어리 되어 깔깔할 때는 폐승격을 쓰고, 묽어 덩어리가 되지 않을 때는 폐정격을 쓴다.
- 위 눈두덩이 부을 때는 비승격을 쓰고, 아래 눈두덩이 부을 때는 위승격(胃勝格)을 쓴다.
- 눈 뜨기 싫을 때는 비승격(脾勝格)을 쓰고, 눈꺼풀이 가려울 때는 비열격

(脾熱格)을 쓰라.

- 녹내장과 색맹에는 간정격(肝正格)을 쓰고, 백내장에는 폐정격(肺正格)을 쓴다.
- 근시에는 간정격, 원시에는 신정격, 난시에는 비정격을 쓴다.
- 눈 뜨고 앞 못 보는 당달봉사는 삼초정격(三焦正格)을 강자(强刺)한다.
- 안구 건조 증은 간정격(肝正格), 눈까풀 떨림은 임읍, 함곡을(+)하고 해계, 양곡을(−)한다.

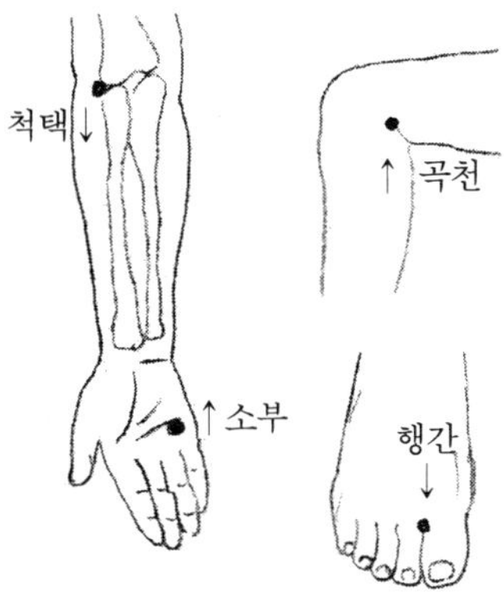

赤痛方

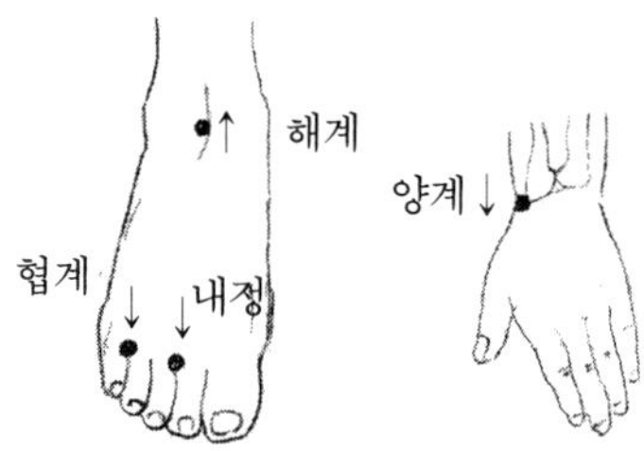

外背方

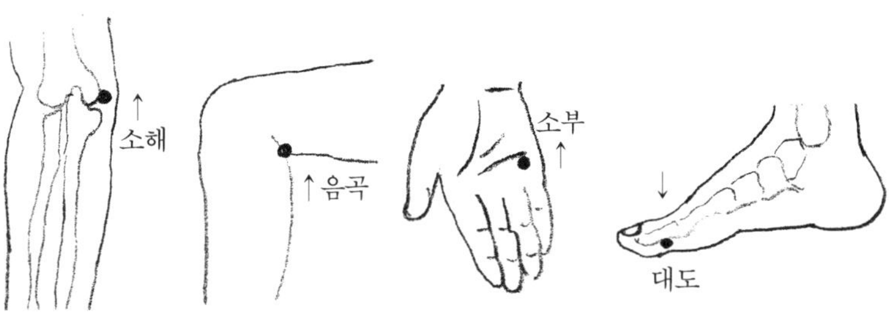

內背肉方

면역약침(免疫藥鍼)

a) 안질환의 주입경락은 정명, 정명상(上)이 주치경락이고, 승읍, 동자료, 완골, 풍부양방, 견정은 보조경락이다.

b) 주입제는 기제 위주로 쓴다. 정명에서 눈 중앙 쪽으로 엄지손가락으로 더듬어 보면 작게는 좁쌀 크기에서 크게는 녹두알 크기의 골성(骨性)경락을 촉지할 수 있다. 이곳이 모든 안질환의 주치경락이라 할 수 있다. 주입량은 0.1~0.2cc 이다. 보조경락은 피하(皮下)에 주입을 하되 가급적 윤제는 피하고 기제 0.05~0.1cc를 주입한다.

c) 녹내장은 안검을 뒤집어 극침으로 사혈한 후에 정명상에 기제주입하면 안압이 떨어지면서 시원함을 바로 느낀다.

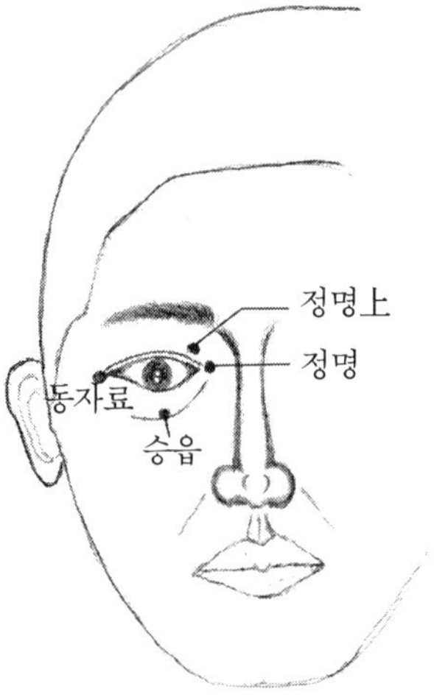

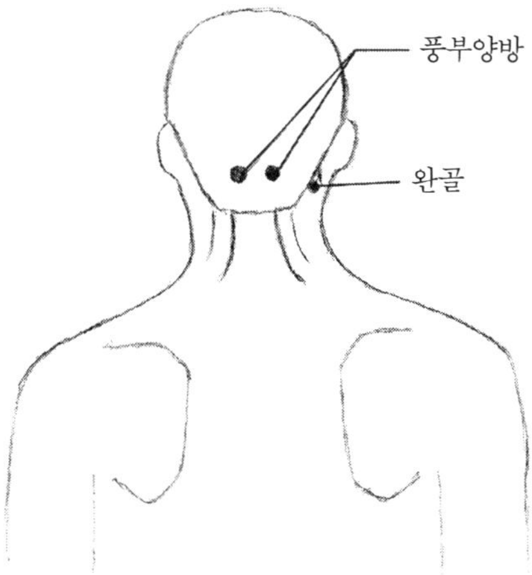

d) 여기서 기억해 둘 것은 장부(臟腑)와 필히 연관시키는 것이다. 간, 비, 폐, 신의 허실을 판단하여 안질환 뿐만이 아니고 오관(五官)질환 모두에 해당된다.

사암 치험예

1) 60세 남자가 두 눈이 부어 합해져 뜨지를 못 하고 아파 잠을 이루지 못하고 몇 걸음 걷지도 못하는 지가 여러 해 되었다.

대돈, 소충, 복류 補 / 태백, 태연 瀉를 하였더니 5도(度)에 아픈 것이 그치고 물체를 보더라. 이것이 심신방(心腎方)이다.

2) 20세 남자가 오른쪽 검은자위에 율미(栗米)만한 것이 회색인지라 검은자위에 있는 것은 간병이라 하겠으나 외자(外眥) 즉 바깥쪽이 더욱 붉게 충혈 된지라 위정격을 썼더니 곧 보게 되고 좋아지더라.

3) 78세 여자가 항상 안질과 두통으로 고생한지 3년이 됐는데 양 눈이 다 붉지만 특히 외자백정(外眥白睛) 즉, 흰자위가 더욱 심하므로 위정격을 썼더니 수도(數度)에 쾌차하였다.

4) 한 남자가 왼쪽 눈이 붉으면서 아프고 왼쪽 귀 뒤에 흰 반점과 같은 것이 어린 아이 손바닥만하며 양쪽 빰 아래 흑갈색의 사마귀 모양의 기미가 많은데 만지면 간혹 고름 같은 것이 나오는데 위정격을 썼더니 일도(一度)에 모든 증상이 다 낫더라.

5) 20세 남자가 밤눈이 어두워 고생한지 3년이 되었는데 응당 본방(本

方)으로 간경을 보(補)하여야 되겠지만 이 사람은 심적(心積)이 있으므로 심정격으로 치료하니 일도(一度)에 눈병은 무효이나 심적은 쾌차하였다. 그러면 간, 심(肝, 心)이 합병으로 안지부득혈(眼之不得血)이 시물불명(視物不明)이 된 것일까? 혹은 탄산(呑酸)도 있다고 하니 간정격을 썼더니 일도(一度)에 유효하고 이도(二度)에 쾌차하였다.

6) 30세의 한 남자가 양쪽 눈 흑정(黑睛)에 희고 붉은 선이 있는데 흰자위 사면이 모두 붉어서 흑정(黑睛)과 백정(白睛)의 구분이 불분명한지라 처음에는 폐정격으로 효과가 없어 다시 간정격을 썼더니 수도(數度)에 겨우 물체를 보고 흑백을 구분하게 되었다.

7) 50세의 남자가 두 눈이 아픈데 특별히 심한 부분은 없고 때로 탄산(呑酸)이 있다기에 간정격을 썼더니 일도(一度)에 없어지고 이도(二度)에 쾌차하였다.

동이 임상

공무원인 53세 남자는 병원에서 녹내장 판정을 받고, 한방 치료의 가능성을 타진하러 왔다.

일단 치료를 받아보고서 효험이 없을 때 수술 하라고 종용을 하고서는 먼저 안검을 뒤집은 후 극침으로 사혈을 했더니 심할 때 눈알이 아프고 머리가 무겁던 것이 많이 완화 되었다고 한다.

풍부양방, 완골, 뇌공 견정에 윤제를 주입하고, 정명(睛明)상에 기제를 0.2cc정도 주입함, 보조치료로 간유부에 윤기제, 간정격을 병행하여 치료하기를 20회 정도에서 안과 수술 없이 치료를 마쳤다.

3. 이질환(耳疾患)

흔히 볼 수 있는 질환으로 이명(耳鳴)과 이농(耳聾)을 들 수 있으며, 이농은 난청(難聽)을 말하는데 중이염(中耳炎)으로 일어나기도 하고, 매독이나 결핵의 원인으로 일어나기도 하며, 청신경 위축에 의한 노인성 난청을 들 수 있다. 이명(耳鳴)은 뇌, 혈액, 심한빈혈, 심장 등의 질환과 특히 신기(腎氣)와의 연관성이 깊다.

사암침법(舍岩鍼法)

1) 매미 소리와 바람소리 등 다양한 소리가 나는 이명증에는 상양, 통곡 (+)하고, 태백, 태계 (−)한다.

2) 소리를 잘 듣지 못하는 난청에는 경거, 복류 (+)하고 지구, 양보 (−)한다.

- 이명에 두통이 함께 할 때는 풍지, 현종 (+)하고. 예풍은 직(直)하라.
- 중이염에는 삼초정격(三焦正格)을 쓰라.

- 건강한 사람이 갑자기 온 이명에는 간정격을 쓰고, 허약한 사람이 서서히 온 이명에는 신정격을 쓴다.
- 면백(面白)에 현운을 겸한 이명에는 소장정격이 좋고, 면적(面赤)에 화 잘 내는 사람이 이명을 겸했다면 방광정격이 제격이다.
- 귀 둘레에 통증이 심할 때는 소부, 중저 (−)한다.
- 이명 치료시기를 놓쳐 귀가 먹었을 때는 신정격이 좋다.

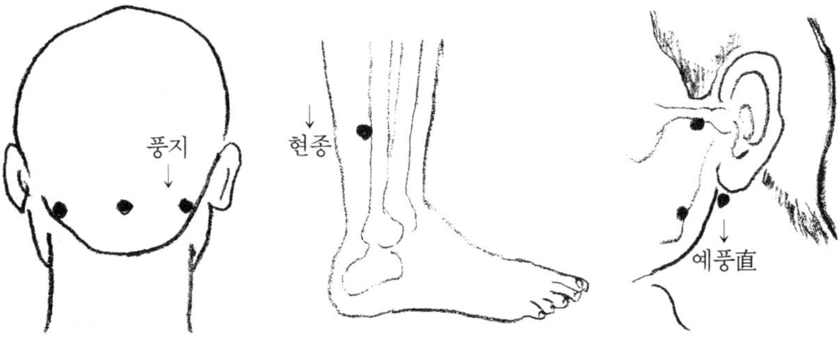

耳鳴頭痛方

면역약침(免疫藥鍼)

이질환(耳疾患)의 주입경락은 예풍으로 기제만을 사용한다. 주입량은 증상에 따라 0.02cc 까지 주입할 수 있다.

중이염은 예풍부위와 청회에 기제를 주입하고, 이명은 완골, 견정에 윤제를 쓰고, 장부와 연계해서 치료한다.

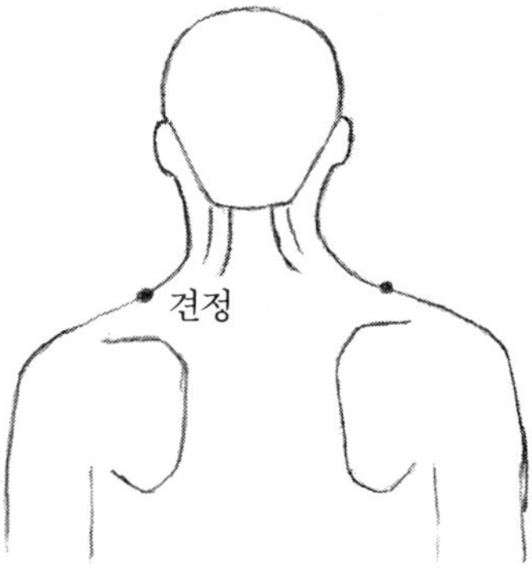

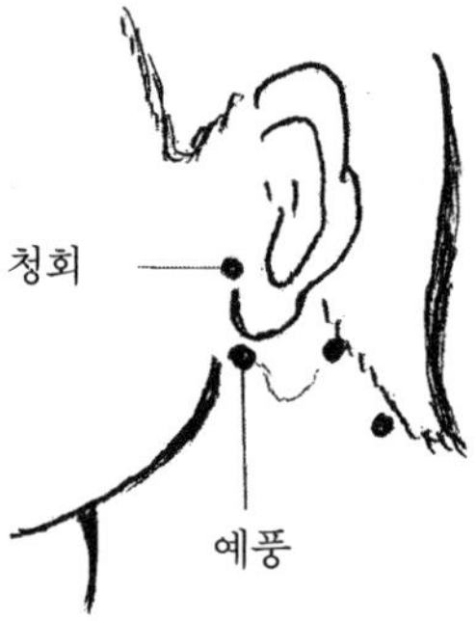

도움말

이명과 혼동하기 쉬운 혈관성 잡음(雜音)은 경동맥(頸動脈)을 지긋이 눌러주면 쉽게 사라진다.

지속적으로 크게 울리는 이명은 장기(長期)치료가 요구되며 이명에 현운까지 겹쳐 오랫동안 지속이 되면 귀머거리가 되기도 한다. 약물 복용도 함께 해서 치료효과를 거둘 수 있는 증상으로 동맥경화증에서 볼 수 있는 이명으로 상충(上衝)과 현운이 함께 나타나고 흥분을 잘 하는 사람에게는 사심탕(瀉心湯)을 쓰고, 비만체질자로 고혈압에 나타나는 이명에는 방풍통성산(防風通聖散)을 쓴다.

신경쇠약, 정신불안, 심계항진, 현운이 수반되는 이명에는 자호강계탕(紫胡薑桂湯)을 쓰며, 만성신염에서 오는 이명에는 팔미환을 쓰고, 신허로 오는 이명과 난청에는 자신통이탕(滋腎通耳湯)으로 도우면 치료의 극대화를 이룰 수 있을 것이다.

사암 치험예

1) 30세 한 남자가 이명(耳鳴)이 생긴 지 두 달이 넘었는데 상양, 통곡(+)하고 태백, 태계(−)를 여러 번 하였더니 말끔하게 나았다.

2) 40세 기골이 장대한 남자가 아무런 연유도 없이 귀가 먹어 들리지 않은지라 경거, 복류(+)하고 지구, 양보을 (−)하였더니 수도(數度)에 병이 나았다. 중병(重病)의 후기(後期)와 이창(耳瘡)으로 해서 온 이농(耳聾)과 오래된 이농(耳聾)은 모두 이 처방으로 치료하여 나았다.

동이 임상

a) 42세 여자가 중이염으로 10년째 여러 가지 방법으로 치료를 해 보았으나 별 진전이 없었다고 한다. 예풍에 기제를 쓰고, 풍지양방, 완골, 견정에 윤제를 쓰고, 삼초정격을 썼더니 효험이 있어 이후 같은 방법으로 10회를 더 치료하였더니 완전히 나았다.

b) 48세 남자가 이명으로 고생한지 3년이나 되었으며 허리 통증으로 굴신하기 어렵다고 한다. 예풍에 기제를 쓰고, 완골, 견정, 신유부에 윤기제를 병행하여 쓰고, 대장정격을 썼더니 효과가 있어 다음은 예풍에 기제를 쓰고, 견정 신유부에 윤기제를 병행하고 회음양방에 기제를 쓰고, 대장정격을 함께 쓰며 15회 치료로 완쾌되어 치료를 마쳤다.

4. 비질환(鼻疾患)

비질환으로 비염, 축농증이 주종을 이루며 폐기가 주관하고 위경, 대장경, 방광경, 소장경 및 임맥과 독맥과의 관계를 갖고 있다.

사암침법(舍岩鍼法)

1) 비사증(鼻皻症)은 콧잔등이 붉은 증으로 태연, 태백(+)하고 대돈, 은백 (-)을 한다.

2) 비색(鼻塞), 콧물, 축농증, 알러지성 비염에는 폐정격(肺正格)을 쓴다.

3) 비연(鼻淵)은 누렇고 냄새나는 분비물이 나오는 증과, 비후성비염 그리고 축농증 치료는 폐정격 (合) 임읍, 함곡(+)하고 해계, 양곡 (-)한다.

4) 비중출혈로 누런 콧물에 피가 섞여 나오는 증은 비상(脾傷)이 원인으로 비정격(脾正格)을 쓴다.

5) 비치(鼻痔)는 콧속에 물렁한 대추씨 같은 군살이 생창(生瘡)하는 증으로 신정격 또는 폐정격을 쓴다.

6) 한기(寒氣)의 침습을 받지 않고 코가 막혀 냄새를 맡지 못할 때에는 삼초정격(三焦正格)을 쓴다.

- 코피가 많이 날 때는 위한격(胃寒格), 출혈이 적을 때는 비정격(脾正格)을 쓴다.
- 코가 건조하여 막힐 때는 소장정격(小腸正格), 콧물 재채기는 위승격(胃勝格)을 쓴다.
- 맑은 콧물에는 폐열격(肺熱格)이다.
- 비염에는 임읍, 함곡(+)하고. 액문, 통곡을(−)하기도 한다.

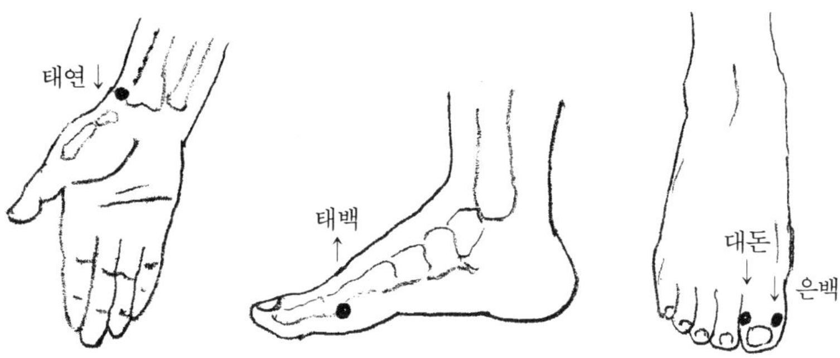

酒齇鼻方

면역약침(免疫藥鍼)

비질환(鼻疾患)의 주입경락은 영향과 거료부(巨髎部)이며, 보조경락으로는 완골과 뇌공, 풍부양방이다.

영향과 거료(巨髎)부는 기제를 쓰고, 완골, 뇌공, 풍부양방에는 윤제를 쓴다.

기제는 0.1cc가 적당하고, 윤제는 0.05cc인데 증상을 보아 증강할 수도 있다. 비치사혈(鼻痔瀉血)은 비염, 축농증, 두통, 고혈압환자 등에 콧속을 보면 치질 핵 모양의 대추씨 크기의 붉은 핵이 달려있는 이것을 사혈하면 많게는 소주잔으로 1잔정도 나온다. 비치를 사혈하면 증세가 호전되면서 치료에 많은 도움을 준다.

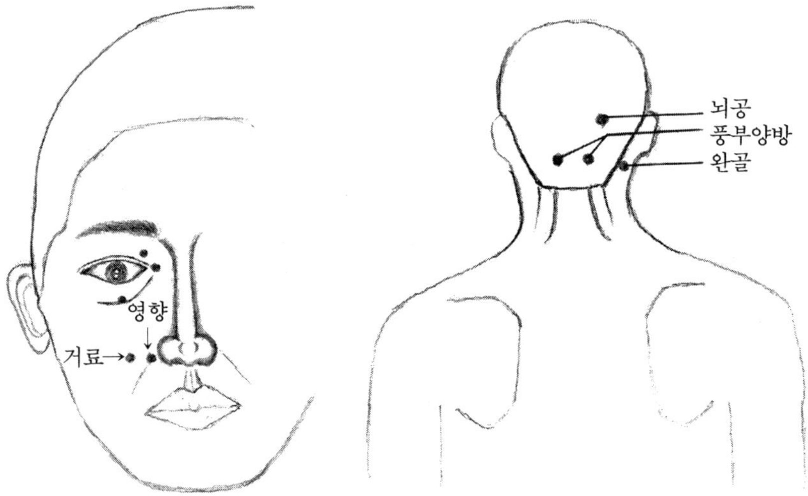

사암 치험예

1) 60세 노인이 한쪽 코에서 코피가 하루에 5~6회 정도 멈추지 않고 밤에도 이와 같은지 수일 만에 얼굴이 위황(痿黃)하며, 이미 흘린 피가 한 동이가 넘었다고 하는지라 전곡, 내정을 (+)하고, 소해, 삼리를 (−)하였더니 첫날 반감하고 다음날 쾌차하였다.

2) 20세의 남자가 코가 막힌 지가 10여년 되었는데 들어보니 홍역을 앓은 후 바람을 쐬어 그렇다기에 폐정격을 썼더니 일도(一度)에 나았다.

3) 한 남자가 준사(準鰤)로 코가 빨간지라 태백, 태연(+)하고, 대돈, 은백(-)하였더니 이도(二度)에 효험이 나고 오도에 완쾌되었다. 이 사람은 술을 마시지 않는데 주담방을 쓴 것은 본주(本註)에서 술을 즐기는 것을 준사(準鰤)라고 한 것으로 미뤄볼 때 참으로 웃을 일이 아니겠는가.

동이 임상

28세 여자는 축농증으로 대인관계에 불편이 많은데다 두통까지 겸하고 있다고 한다. 진단해 보니 소음(냉체질)로 생리통을 심하게 한다고 한다.

비치(鼻痔)를 사혈하고 영향에는 기제를, 풍부양방, 뇌공, 견정, 신유부에 윤기제를 병행하고, 회음양방에 기제주입 하였으며, 임읍, 함곡(+), 양곡, 해계(-)를 하였다.

다음은 영향에 기제, 풍부양방, 견정, 신유부에 윤기제를, 회음양방에 기제를 냉락침 5시 방향. 상기와 같이 13회를 치료하였더니 축농증, 두통, 생리통 모두 정상으로 치료를 마쳤다.

5. 구, 치, 인후질환(口, 齒, 咽喉疾患)

입은 비위(脾胃)의 상태가 잘 나타나고, 잇몸은 양명경과 밀접한 관계가 있으며, 인후질환은 원인과 증상 그리고 생긴 부위에 따라 풍열후비, 풍한후비 등으로 나누고 있다.

사암침법(舍岩鍼法)

1) 구중생창(口中生瘡) 즉 입안에 밤톨 크기의 종기가 나는 증으로 액문, 중저(+)하고 승장, 노궁을(−)한다.

2) 중설(中舌)은 혈맥과 연부 조직이 부어서 혀 밑에 작은 혀 같은 것이 돋아난 병증인데 주로 소아에게 볼 수 있다. 치료는 음곡, 곡천(+)하고 간사를(−)한다. 또는 소상, 어제, 승장을(−) 한다.

3) 순종(脣腫)은 입술이 부어오르고 심하면 가렵고 아프며 얼굴이 상기될 때. 윗입술에는 영향, 족삼리 직(直)하고 아래 입술은 영향, 수삼리를 직(直)한다.

4) 상순(上脣)은 윗입술에 생기는 모든 병을 말하며, 부르트고 종기와 부스럼이 생길 때는 중완, 삼리(+) 해계, 삼리(−). 하순(下脣)은 천추, 곡지(+). 양계, 하렴(−). 또는 장문(+), 태백 사(斜), 소부(−) 한다.

5) 낙함(落頷)은 하악관절구가 탈구됨을 말함인데 외력을 받거나 크게 하품할 때 빠진다. 치료 혈은 하관, 합곡, 삼리(+)를 한다.

6) 설열(舌裂)은 혓바닥이 갈라지는 증인데 액문, 중저(−)한다.

7) 잇몸이 붓고 아프고 흔들리면서 냄새나는 증에는 대장정격을 쓴다.

8) 후비(喉痺)는 목안이 벌겋게 붓고 아프며 막힌 감이 있는 인후 병으로 말하기 힘들고 물 한 모금 마시기 힘들 때는 경거(+), 액문, 중저, 곤륜을(−)를 한다.

- 구고(口苦)에는 담정격을 쓰고, 입술이 다물어져 벌리지 못해 음식을 먹을 수 없을 때는 협거, 삼리를(+)를 한다.
- 잇몸에 염증과 냄새에는 대장정격을 쓰고, 침이 마를 때는 어제, 태연에 직자(直刺)한다.
- 입술이 터져 갈라지는 데는 삼리, 영향(+)를 하고 입술이 짓무르는 데는 대장정격을 쓴다.
- 입술이 마를 때는 대장한격을 쓰고, 입 안이 쓰면 담정격을 쓴다.
- 입술이 잘 헐고 부르틀 때는 비정격을 쓰고, 입 안이 떫고 신물이 나면 심정격을 쓴다.
- 혓바늘이 돋을 때나 혀끝이 얼얼하게 화끈거리거든 소장정격을 쓰고, 과로로 입술이 부르트고 물집이 생길 때는 소장정격 합(合) 비정격을 쓴다.
- 갑자기 목구멍이 붓고 아플 때는 양곡 (+), 함곡, 액문, 중저(−)를 한다.
- 목구멍 한쪽이 대추처럼 발갛게 부어오를 때는 음곡(+) 액문, 중저. 상양(−)를 한다.
- 목구멍 양쪽이 대추처럼 발갛게 부어 아플 때는 대돈(+) 액문, 양지, 관충(−)를 한다.
- 상치통에는 위한격(胃寒格), 하치통에는 폐한격을 쓴다.
- 입안이 헗어 고통스러울 때는 액문, 중저(+)하고 양곡을 (−)를 한다.
- 혀 밑이 부어서 아플 때는 대돈(+), 승장(−). 또는 삼음교, 은백(−)를 한다.
- 혀가 헗어서 아플 때는 삼음교와 노궁을 (−)한다.
- 혀와 잇몸이 섞는 증에는 승장, 노궁에 뜸 한 장이다.
- 혓바닥이 말려 펴지지 않을 때는 액문에다 침(針)을 한다.
- 혀가 부어서 입 밖으로 나올 때는 풍부, 아문, 공손(−) 어제(魚際)혈에 뜸 5장을 뜬다.

- 목이 몹시 건조한 증에는 어제, 태연에 침(針)한다.
- 목 외부가 부어 고통스러울 때는 액문에다 침(針)을 한다.
- 혀가 갈라져 고통스러울 때는 내관, 태충, 중저을 (−)한다.
- 목구멍에 종기가 나서 좁아지거나 막힐 때는 먼저 위정격한 후에 액문(+) 양지 (−)를 한다.
- 목이 부어 물이 넘어가지 않을 때는 심정격이다.

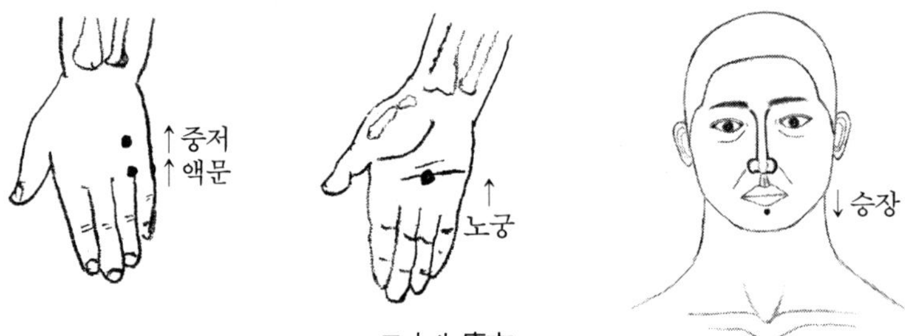

口中生瘡方

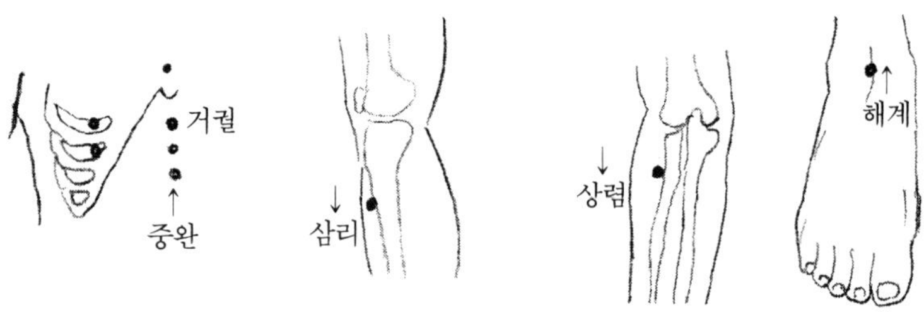

上脣方

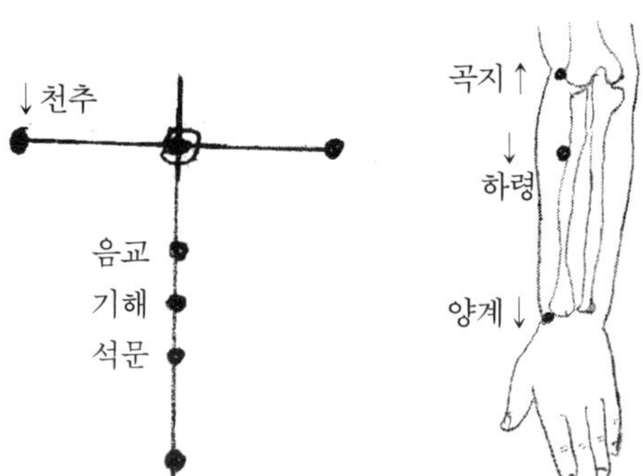

下脣方

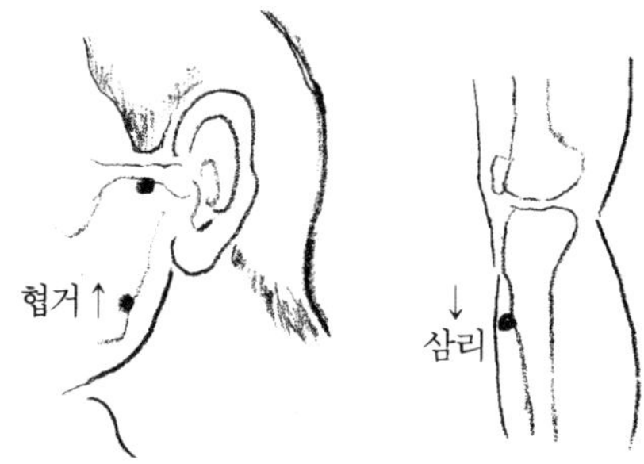

脣吻不收方

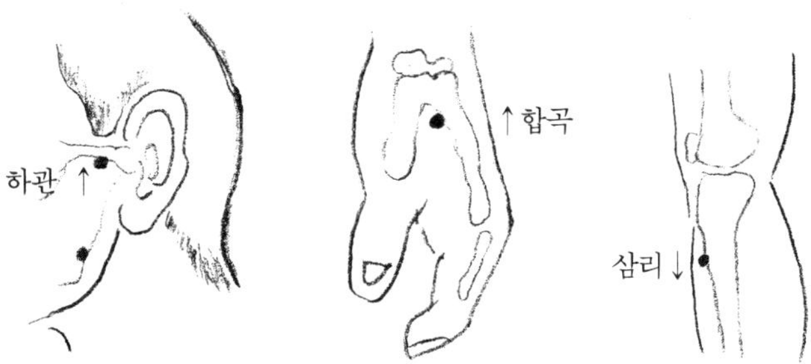

落頷方

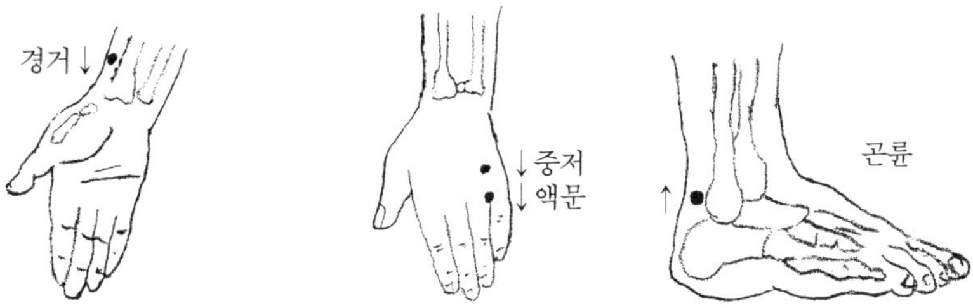

喉痺方

면역약침(免疫藥鍼)

상기 주입경락으로는 남상천 선생의 치료경락으로 턱 밑 치통 혈과 경림(頸淋) 혈, 경삼(頸三)을 들 수 있고 이외에 잇몸 혈, 천돌양방, 천주, 인영, 수돌, 기사, 부돌, 천용부위가 있다. 구치(口治)질환에 잇몸에는 기제만 쓴다.

기제는 염증과 진통 그리고 해독 능력이 탁월하다. 잇몸의 염증에는 염증부위 외측에 기제를 쓸 때 주입량은 0.1cc를 넘지말아야 하고, 주사기는 0.5cc짜리 30게이지를 사용하면 무난하다.

치통혈과 경림혈 부위는 윤 기제를 쓸 수 있는데 주입량은 0.1cc이다. 나머지 혈들은 인후질환과 갑상선 천식 등에 사용한다.

a) 구중생창에는 입 벌리고 종기 난 부위에 기제 0.1cc 주입. 병풍과 삼초유에 기제 0.1cc씩 주입.

b) 중설(重舌)은 고황과 간유부에 윤제 0.1cc씩 주입.

c) 순종(脣腫)은 간유부에 기제 주입, 견정에 윤제 0.1cc주입.

인후질환은 목둘레를 더듬으면 치료점이 많이 나온다. 윤제 위주로 쓰고, 증후에 따라 심폐(心肺)를 살펴서 함께 치료하면 이상적일 것이다. 사암침과 병행해서 치료할 때는 선 자침(刺針)후에 약침이다.

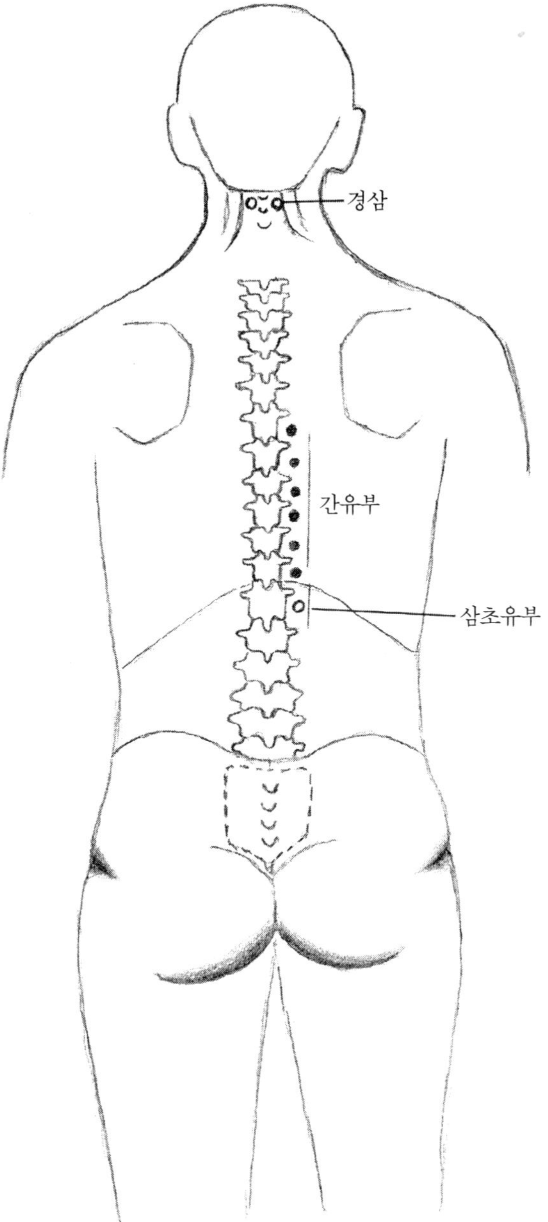
경삼
간유부
삼초유부

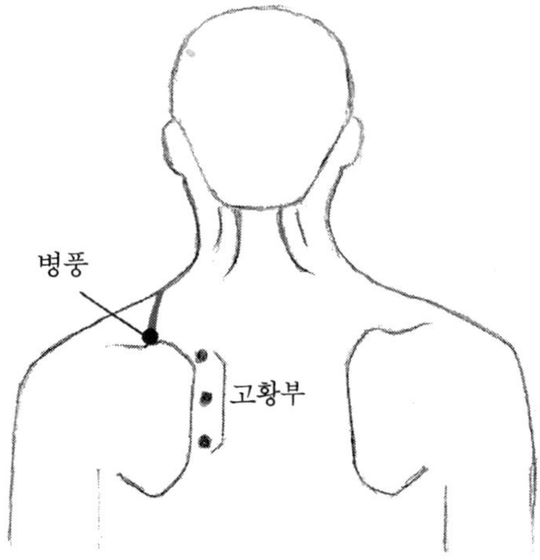

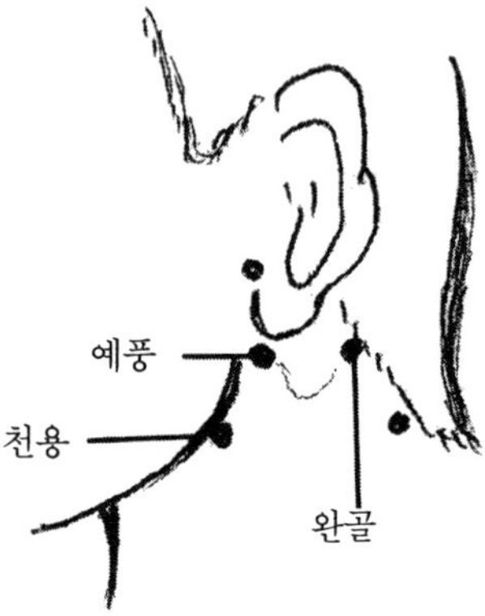

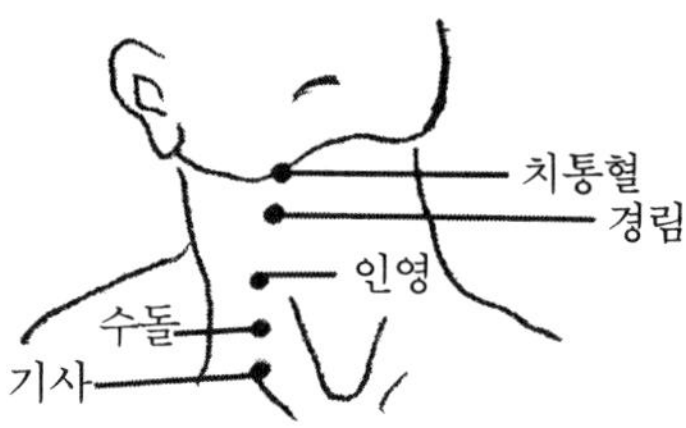

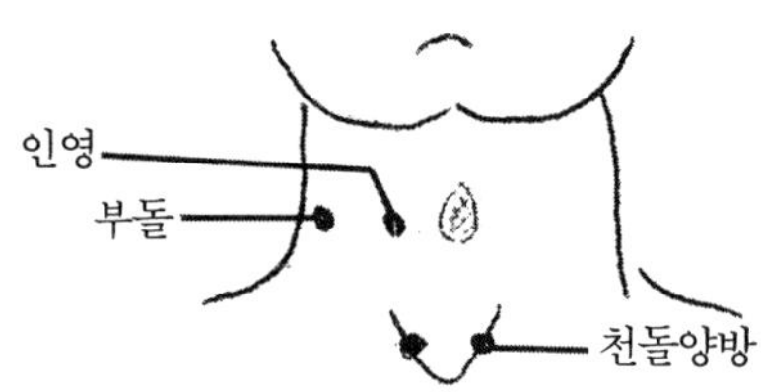

사암 치험예

1) 한 남자가 입속이 생창(生瘡)하여 고통이 심한지라 액문 중저(+)하고, 승장, 노궁(−)하여도 차도가 없어 위한격을 썼더니 유효하였다.

2) 60세 부인이 왼쪽 혓바닥아래 콩 하나 깊이로 패인지가 7~8개월이 되었는지라 우측 액문(+)하고 중저(−)를 하였더니 수도(數度)에 쾌차하였다.

3) 50세 남자가 입안이 헐고 짓물러서 음식이 맛이 없고 짜고 매운 것

을 가까이 못한지가 5~6일이나 되었는데 이 사람은 반신이 마목(痲木)된지가 이미 30년이 되었다고 한다. 액문, 중저(+)하고, 승장, 노궁(－)을 하였더니 일도(一度)에 입병은 나았으나 왼쪽 마목은 효험이 없으며, 왼쪽 손 무명지는 더욱 심하다고 한다. 이것은 기(氣)가 부족하여 혈을 능히 분배하지 못했기 때문에 우측 임읍, 중저(+)을 하고, 액문, 협계(－)을 했더니 쾌차하였다.

4) 한 여자는 오른쪽 상하치(上下齒)가 아파서 미쳐 날뛸 것 같은지 4~5일 동안 앉았다 일어섰다 하면서 어찌할 줄 모르는바 그래도 하치가 먼저 아팠다고 하기에 척택, 음릉천(+)하고, 삼리, 절골(－)을 하였더니 수도(數度)에 모든 증이 다 나았다.

5) 40세 한 부인이 어금니가 부서져서 아픈데 통증이 좀 덜할 때는 복통이 있어 때때로 청궐(靑厥)하며 신기가 평온치 못하므로 심하게 아프지 않은 쪽에 위한격으로 치료하였더니 一度에 반감되고, 이도(二度)에 쾌차 하였다. 그러면 복통은 위열로 그런 것일까? 확실하게 나타난 증만 치료하였는데 나머지 확실하지 못한 것도 많은 효과가 있었다.

6) 한 남자가 목구멍 한쪽이 아픈지라 이는 단아(單蛾)이므로 음곡, 상양(+)을 하고, 액문, 중저(－)하여도 효험이 없어 다시 치료하기를 양곡, 액문(+)을 하고, 함곡 중저 (－)를 하였더니 신기하게 낫더라. 이 증세를 후열(喉熱)이라고 한다.

7) 한 남자가 후열로 고생하다가 약을 써서 누차 치료를 하여도 효험

이 없다고 하는지라 처음에 위상(胃傷)으로 오도(五度)나 치료를 했으나 효험이 없었다. 목구멍을 살펴보니 별로 부은 곳이 없는지라 경거, 액문(+), 태계, 중저(−)를 했더니 일도에 신묘하게 낫더라.

8) 한 남자가 목구멍 우측에 단아가 생겨 때때로 오한(惡寒)하고 침 삼키기 어렵고 말도 어눌하며, 늘 침을 흘리는지라 단아방으로 좌측을 치료하니 유효하더라.

9) 30세 부인이 목구멍 오른쪽이 부어서 아프고 수일 후에는 왼쪽도 부어서 아프다. 말은 어눌하고 침을 흘리며, 양쪽 눈은 붉게 열이 나며 겨우 묽은 미음을 조금 넘기는 정도인데 매년 한 번씩 이 증세로 수십일 동안 죽을 맛이라고 한다. 양쪽이 다 부었으므로 처음에는 위상(胃傷)으로 의심하여 치료를 하였으나 효험이 없어 단아방으로 왼편을 치료하니 일도에 좋아지고 삼도에 쾌차하였다.

10) 한 남자가 우측에 단아가 생겨서 때로 오한을 하고 침 삼키기 곤란하면서 말은 어눌하고 침을 흘리는지라 좌편을 단아방으로 치료했으나 효험이 없으며, 또 후열로 치료해도 효험이 없어 귀 밑 대장경락을 살펴 만져보니 크고 작은 콩같이 생긴 결핵(結核)이 3~4개가 있고 또 요통을 겸하였기에 대장정격으로 치료하였더니 삼도에 쾌차하였다. 이것으로 보아 진단에 능하면 본방(本方)외에도 기묘한 처방이 있을 것이다.

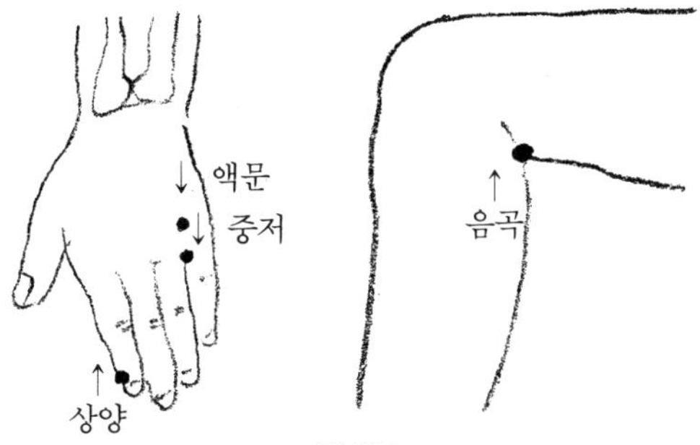

單蛾方

동이 임상

a) 40대 후반의 외국여자인데 원인은 알 수 없으나 아래쪽 우측 어금니 3개 빠진 곳에 창(瘡)과 흡사하나 검게 변하여 매우 흉측스럽게 보였다. 환처(患處)에 기제를 0.1cc 주입하고, 치통 혈에는 윤제을 주입하고, 자침으로 대장정격을 시침. 환처에 기제 주입 시 통증을 호소하기에 다음날은 환처 주변에 카인을 0.2cc로 분입(分入)한 후 기제를 주입하고, 치통 혈에도 기제를 0.2cc를 주입, 환처에 시커먼 피가 제법 많이 쏟아졌다. 대장정격을 시침하면서 5회를 더 치료하니 무살은 사라지고 새살이 돋아 나오더라.

b) 50세 여자는 주기적으로 혓바늘이 돋고 짓물러 음식을 먹을 수가 없어 우측에 소장정격 후 좌측에 비정격을 썼더니 1회에 좋아지고 3회에 깨끗이 나았다.

c) 47세 남자는 목젖이 발적(發赤)이 되고 열이 나면서 심하게 아파

고 물 한 모금 넘기지 못한다. 액문(+), 중저, 함곡(−)을 자침하고, 인영, 수돌부위와 천돌 양방에 윤제 0.1cc를 주입. 열이 내리면서 이후 2회를 더 치료하였더니 발적이 풀리면서 음식을 먹게 되었다.

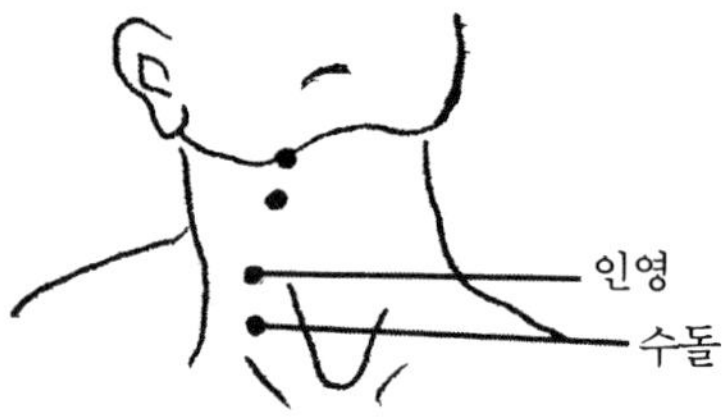

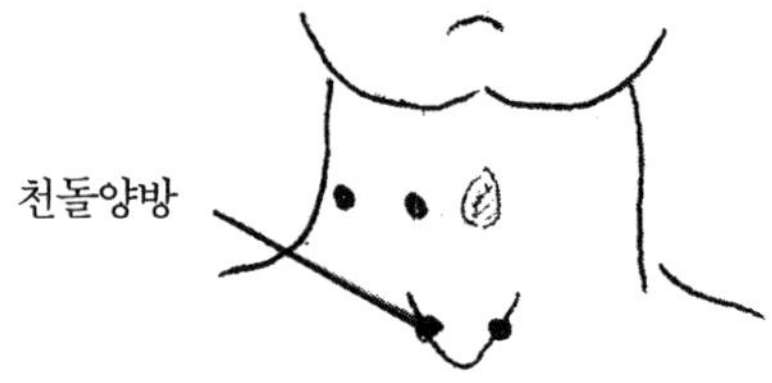

제2장 혈액질환(血液疾患)

1. 고혈압(高血壓)

성인병 대개가 혈액질환이 주원인이며 대표적인 것으로 당뇨, 혈압, 심부전, 고지혈증, 동맥경화 등이다. 특히 고지혈증은 동맥경화와 심혈관, 뇌혈관질환의 생성인자로 질병치료 가운데 중요한 위치를 차지하고 있다.

혈액에 대해서는 거듭 언급을 하겠지만 먼저 고혈압부터 살펴보자. 생활수준이 향상되고 연속되는 긴장과 스트레스, 정서불안에 시달리며 술과 육식을 과다하게 섭취하는 현대인에 대표적인 성인병으로 당뇨와 함께 날로 증가해 가는 추세이다.

증상으로 두통, 이명, 피로와 현운, 심계, 견통, 가슴압박 등이 초기에 나타나며 점차 진행이 되면 부종, 천식, 협심증 현상이 나타나고, 초기에는 안색이 붉으나 진행이 되면 오히려 창백해지기도 한다.

고혈압을 일반적으로 본태성과 속발성으로 나누어 속발성은 원인치료하면 된다고 하지만 본태성은 평생을 강화제 복용으로 혈압을 하강시키는 치료를 받아야 한다고 한다.

그러나 그렇지만은 않은 것 같다. 치료기간이 속발성에 비해 조금 길어지기는 해도 술자의 시술법에 따라 소기의 목적을 달성하는데 부족함이 없을 것이다.

경락약침의학에서는 심성, 신성, 간성고혈압으로 분류하는데 이것도 저것도 아닌 것을 본태성 범주에 넣어 치료를 한다.

1) 심장성(心臟性)고혈압

心火등의 원인과 혈류량증가 즉 혈액조성성분의 다량섭취 등 또는 물을 많이 섭취했을 때 발생되는 압력, 혈관의 탄력성부족, 혈관에 붙은 스케일(脂質)등이며 다음으로 수분이 많은 뚱뚱한 사람의 혈의 양(量)과 걸쭉한 혈액의 점도가 혈압을 오르게 하는 인자 역할을 한다.

사암침법(舍岩鍼法)

a) 소장정격, 합(合) 심정격.

b) 담승격(膽勝格)은 혈압을 下降시킨다.

면역약침(免疫藥鍼)

a) 병풍부(秉風部) <0.2cc>, 회음양방(會陰兩方) <0.3~0.5cc> 이상

은 기제(氣劑)주입.

b) 심장부(心臟部) <0.1cc>, 심유부(心兪部) <0.1~0.2cc>, 견정부(肩井部) <0.1cc~0.2cc>,풍부양방(風府兩方) <0.05cc> 이상은 윤제(潤劑)주입.

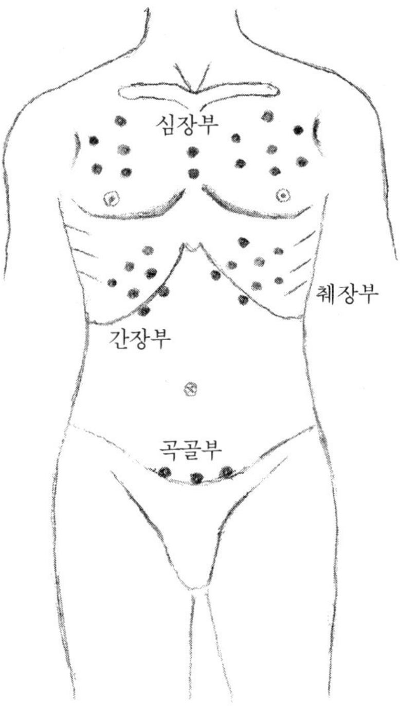

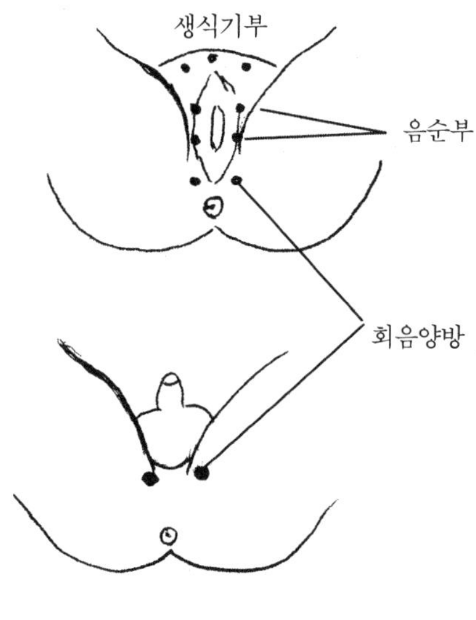

도움말

강조하거니와 약침치료 받아본 전력(前歷)이 없는 환자와 久病(만성병), 노약자, 어린이는 주입량을 적게 시작하여야 한다. 병세가 호전됨에 따라 차츰 주입량을 늘리되 기제(氣劑)의 경우 희석농도를 고려하여 주입함이 마땅하다.

고혈압과 심장병환자 대개가 낭습(囊濕)이 많다. 생식기 주위에 습이 많은 환자는 장강(長强)주위와 낭피(囊皮)에도 기제를 주입하기도 한다.

기본치료 점으로 상초(上焦)는 견정(肩井)과 고황부(膏肓部), 중초(中焦)는 간유부(肝兪部), 하초는 신유부(腎兪部)와 회음양방(會陰兩方)이다. 난치질환(難治疾患)은 기본치료 점과 같이 치료해야함을 기억하라.

병풍(秉風)줄기 말단(末端)에 정확히 기제(氣劑)를 주입하면 이내 혈압이 10~20정도 하강한다. 병풍혈(秉風穴)자리에 주입하면 효과는 반감된다.

병풍혈(秉風穴)에서 곡원(曲垣)쪽으로 더듬다보면 혈압(血壓)환자 100%가 견정(肩井)쪽을 향해서 줄기가 뻗어 있다. 여기를 촉지해보면 고혈압의 前歷을 알 수 있다.

약침을 經穴자리만을 찾아서 주입하는 안타까운 술자들을 많이 보아왔다. 병풍부는 줄기 끝 부분을 압진했을 때 압통을 많이 호소한다. 회음양방, 풍부양방 이 모두 회음 혈과 풍부 혈을 중심으로 양쪽에 주입을 하되 골(骨)을 연(沿)하여 통처(痛處)을 찾아 주입하고, 고황부(膏肓部)하면 고황을 중심으로 상하 주위를 더듬어 통처를 찾아 주입을 하며, 심장부(心臟部)하면 전흉(前胸)부위 전체에서 압통점을 찾아 1일 주입량에 의거해서 주입을 한다.

과거 저술한 책에서 협심증은 욱중(彧中)에 주입을 해야 한다고 했더니 통처(痛處)을 무시하고 욱중혈 자리를 정확히 찾아서 주입하는 것을 보고 놀라지 않을 수가 없었다.

협심증, 심근경색등 심질환에 욱중, 신장, 고방과 옥예 혈 주위 압통점 모두가 치료점이 되며, 특히 극천穴 아래는 매우 민감한 곳으로 주의가 요구되지만 중요한 것은 심장질환과 심성고혈압 환자 치료점 가운데 젖꼭지 아래 골(骨)사이를 더듬어 보면 압통점을 찾을 수 있다.

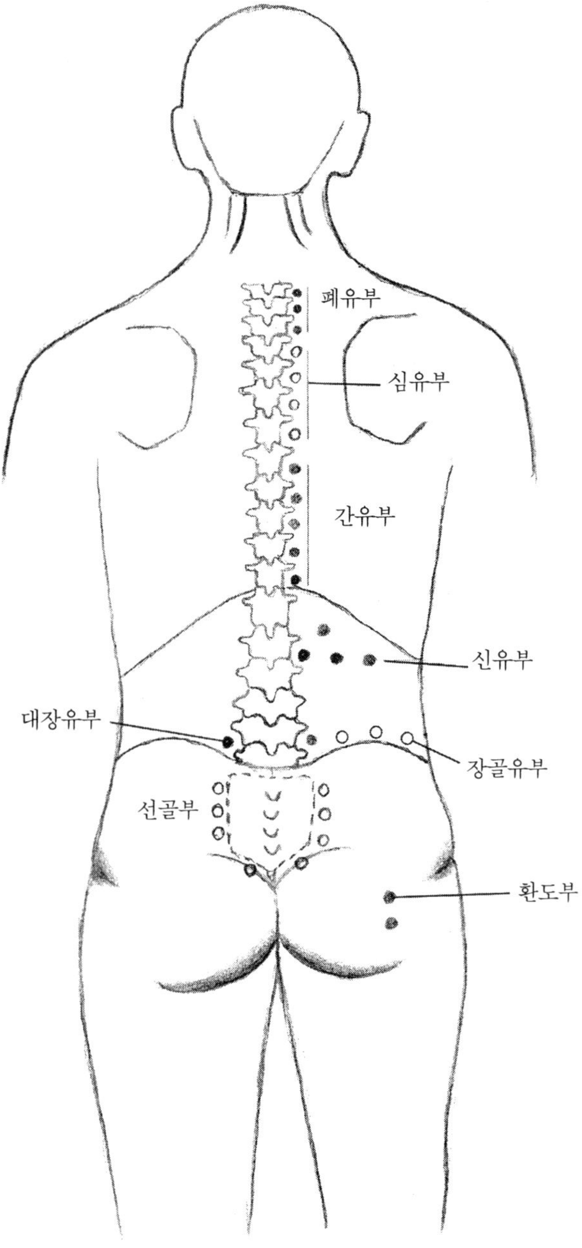
폐유부
심유부
간유부
신유부
대장유부
장골유부
선골부
환도부

2) 간성고혈압(肝性高血壓)

심화(心火)못지않게 간화(肝火)역시 위로 상역하며, 스트레스, 불안초조, 가슴답답, 간장기울(肝臟氣鬱)이 울열(鬱熱)로 간기상역(肝氣上逆)이 되고, 음혈(陰血)소모, 간혈(肝血)의 소설(疎泄)기능 저해 등이 혈압발생의 인자 역할을 한다.

사암침법(舍岩鍼法)

a) 소장정격, 合 간승격, 또는 대장정격.

면역약침(免疫藥鍼)

a) 병풍부(秉風部) <0.2cc>, 회음양방(會陰兩方) <0.3~0.5cc>, 기제(氣劑)주입

b) 견정(肩井) <0.1~0.2cc>, 간장부(肝臟部) <0.1cc씩>, 간유부(肝兪部) <0.1~0.2cc>. 풍부양방(風府兩方) <0.05cc> 윤제(潤劑)주입

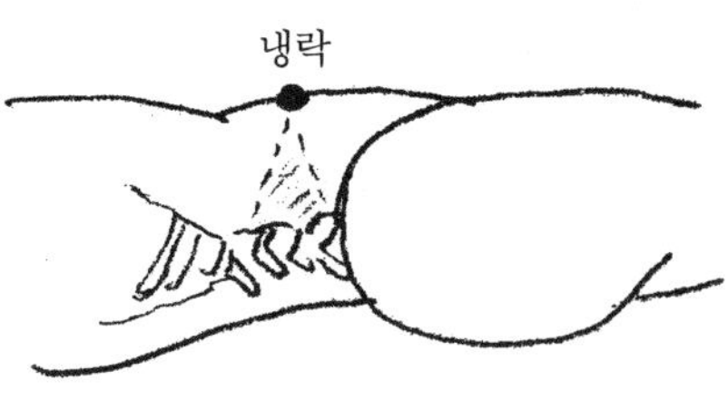

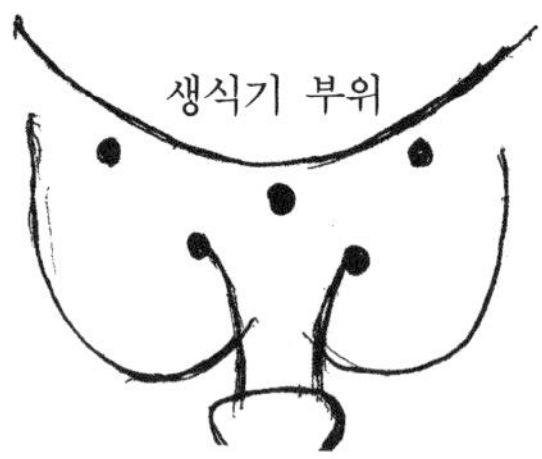

c) 냉성경락(냉적)에 자침 <11시 방향>

도움말

병풍과 회음양방의 기제 주입량은 증감할 수 있으며, 간장부(肝臟部)는 불용(不容), 기문(期門), 일월(日月) 주위의 압통점을 말하고, 간유부(肝兪部)는 간, 담, 비, 위유를 합쳐 간유부(肝兪部)라 한다. 풍부양방은 하향(下向)으로 골연(骨沿)하여 주입한다. 허혈성 질환은 대개 통처가 시원하면서도 은은한 통증을 느끼는 곳으로 이 역시 주입처이다.

3) 신성고혈압(腎性高血壓)

사구체와 모세혈관 등이 경화가 되면 심장에서 보내는 혈압에 압력이 발생한다. 한의학 측면에서는 신허(腎虛)성으로 신음부족(腎陰不足), 상성하허(上盛下虛), 허화역상(虛火逆上), 혈압상승(血壓上昇)등이다.

사암침법(舍岩針法)

1) 신정격, 合 소장정격.

2) 방광승격.

면역약침(免疫藥鍼)

a) 병풍부(秉風部) <0.2cc>, 회음양방(會陰兩方)에 <0.3~0.5cc> 기제(氣劑)를 주입한다.

b) 견정(肩井) <0.1~0.2cc>, 신유부(腎兪部) <0.1cc>, 대장유부(大腸兪部) <0.1cc>. 윤제(潤劑)주입.

c) 냉락침 <요추 방향>.

＊냉성경락에 자침하는 것을 (냉락침)으로 표기할 것임

도움말

신유부(腎兪部)는 지실(志室), 경문(京門) 부위를 포함하고 신장(腎臟)을 진단할 때는 환자를 비스듬히 눕히고 지실(志室)을 눌러보면 쉽게 촉지를 할 수 있다.

대장유부(大腸兪部)는 소장유(小腸兪)와 장골능 상부를 연(沿)한 부위를 포함한다.

4) 본태성 고혈압

증후성 고혈압이 아닌 본태성은 정확히 밝혀진 바는 없다. 체질적으로 오는 혈압과 유전성으로 보는 경향이 높다고 하겠다. 한의학 측면에서는 심화(心火)를 들 수 있고, 음식 및 비만도 그리고 기후에 따른 혈관의 수축도 등 여러 가지 증후를 들 수 있으나 어떤 것을 인자라 꼭 집어 단정할 수 없기에 본태성이라 칭하는 것 같다.

사암침법(舍岩針法)

a) 심정격 合 현종(懸鐘) 正, 合 소장정격.

b) 비정격, 또는 담승격.

면역약침(免疫藥鍼)

a) 병풍, 회음양방. (기제주입).

b) 풍부양방, 견정, 심장부, 심유부, 고황, 간장부, 간유부, 신유부, 대장유부에(윤제(潤劑)와 기제(氣劑)을 병행해서 주입한다).

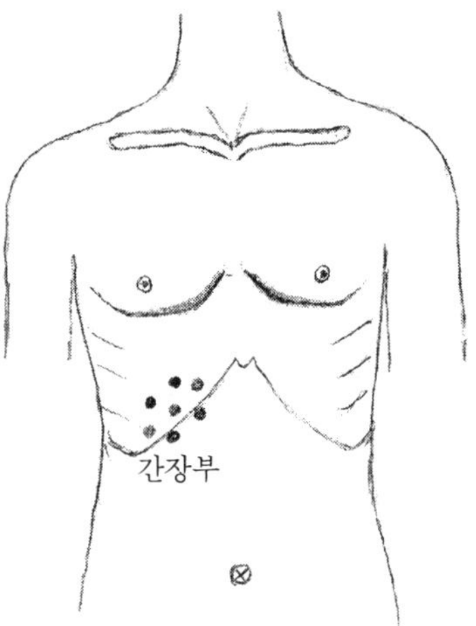

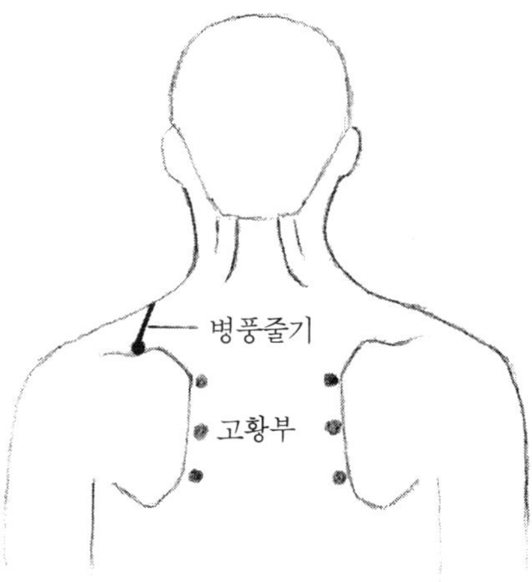

도움말

사암침법에서 혈압조정은 담승격으로 하고, 절골은 강자극을 한다. 약침에서 고혈압은 회음양방에 시종(始終) 기제를 쓰고, 병풍줄기에는 기제 5회에 윤제1회 정도가 적당하며, 기타 부위에는 윤제 3회에 기제 1회를 쓰기도 하는데 환자의 상태와 절기(節氣)와 기후에 따라 선택조절해서 쓸 수 있는 치료의 묘미가 요구된다.

기제는 극심한 윤 부족증(潤 不足症)환자를 제외한 치료 부위와 환경에 제한을 받지 아니하고 사용할 수 있으나 윤제는 체질과 환자상태 및 환경에 제약을 생각해야 한다.

주입량도 체질과 환자상태에 따라 다르지만 경험이 부족한 의자(醫者)를 위해서 주입량을 안전한 수준에서 기준량을 정하기는 하나 실전에서 경험많은 의자들은 큰 의미를 두지 않는다고 하겠다.

본태성 치료에 있어 압진(壓診)을 해보면 심, 간, 신 모두 혹은 심신(心腎), 혹은 간심(心肝)을 함께 치료하는 경우가 많이 있다.

이럴 경우에는 한 번에 모두 치료할 수는 없고 나누어서 치료를 하는데 심장, 신장, 간장 순으로 치료하며 병풍줄기와 회음양방은 치료가 계속 이어져야 한다.

동이 임상

열체질인 58세 남자는 지병인 고혈압으로 10년째 강화제 복용으로 혈압을 조절해 왔으나 최근에는 체중이 늘면서 좌측 무릎이 퇴행성로 계단 오르기도 힘이 든다고 한다.

치료는 1회에 견정, 심장부에 윤제를 0.1cc씩 주입하고 병풍에 기제 0.2cc, 회음양방에 기제 0.5cc씩 주입.

2회에 풍부양방 윤제 0.05cc, 병풍에 기제 0.2cc씩 주입.

심유부, 신유부에 윤제 0.1cc씩 주입. 회음양방에 기제 0.5cc씩 주입과 소장정격으로 자침.

위와 같이 6회를 매일 치료함. 혈압도 10정도 하강하면서 안정을 보였으며, 숙면을 잘 취하고 피로도 줄었다고 함.

이후 격일로 치료하였으며 3일 간격으로 관절에 연골 재생제를 4회 주입으로 퇴행성관절은 완치 되었으며 혈압은 35회 더 치료함으로 정상을 찾았는데 이 사람은 심장성이었으나 신장 기능까지 회복이 되었다.

2. 심장질환(心臟疾患)

혈액질환에서 위험수위로 따진다면 심장질환이라 할 수 있다. 중요한 것은 몸속에 혈량이 풍족해야 하고 질이 좋아야 한다.

심장은 혈류를 부지런히 순환시키는데 양이 충분해도 순환 장애을 일으켜 흐름이 느려지던지 혹은 너무 빨라져도 질병의 원인이 된다. 그 중 우리는 어혈(瘀血)의 상태를 잘 파악해야 하는데 그것은 혈액질환 중에서 어혈로 인한 병이 가장 많다고 할 수 있다.

중요한 것은 인체 각 장부에서 발생하는 질병 가운데 심장에서 야기되는 어혈 병이 가장 위험하다고 할 수 있다.

걸쭉한 어혈은 혈관에도 타격을 주어 동맥경화를 부르고 무서운 심근경색도 심장자체 순환장애에서 오고, 심장자체 혈 공급을 하는 관상동맥이 타격을 받으면 관상동맥부전이 발생한다.

동맥경화, 협심증, 심내막염, 판막질환등 병명도 다양하게 많지만 치료에 있어서 질환에 따라 크게 다를 바는 없어도 사암침법과 약침의 병행은 기대이상으로 예후가 밝다고 하겠다.

사암침법(舍岩鍼法)

심장질환에서 병증에 구분 없이 심정격을 주치(主治)하고 특히 걸쭉한 어혈 질환에는 소장정격을 많이 배용(配用)한다.

a) 심통, 심적, 심허, 심계, 정충, 내막, 판막질환, 동맥경화 등. 심정격, 合 소장정격.

b) 협심증 : 심정격 또는 비정격, 合 소장정격.

c) 심계항진 : 심승격 또는 신정격, 合 임읍(+), 전곡(−).

면역약침(免疫藥鍼)

심장질환은 병증에 따라 치료부위가 틀리기는 해도 치료점을 정확히 찾아 심장부는 기·윤제 막론하고 0.1cc 이상을 주입하지 말고, 극천부 역시 윤제 3회에 기제 1회를 0.1cc 이상 주입은 삼간다.

a) 치료 첫 날 : 견정, 심장부, 심하부(조성경락 포함), 회음양방. 견정, 심장부(좌, 우)6개 처에, 심하부(젖꼭지 아래)에 윤제 및 기제 0.1cc을 주입하되 보편적으로 윤제 3회~5회에 기제(氣劑) 1회를 병용해서 주입하면 된다. 회음양방은 기제 0.3~0.5cc를 주입하되 낭습(囊濕)이 없는 구병(久病)인과 노인에게 기제가 좋다하여 무조건 주입하는 것은 삼간다.

b) 치료 이튿날 : 심유부, 고황부, 극천부, 회음양방, 심유부, 고황부는

윤제 0.1~0.2cc를 3회~5회정도 주입 후 기제 1회를 병용해서 주입한다. 극천(極泉)부는 민감한 부위로서 심장부 3~5회 정도 치료를 한 후에 기제든 윤제든 주입하여야한다. 노인과 외소인은 윤제 위주로, 젊은 사람과비대인은 기제 위주로 주입함이 좋다.

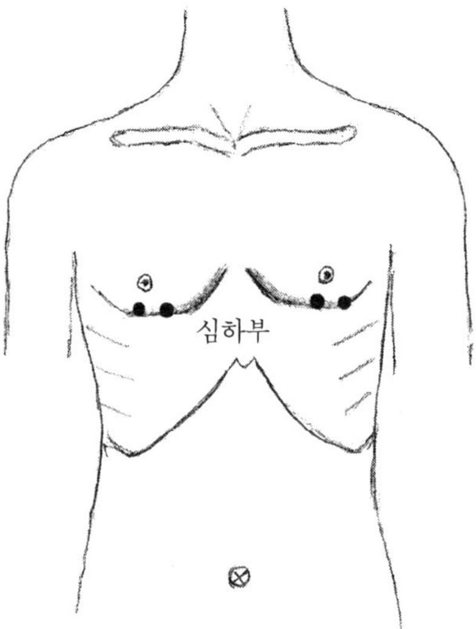

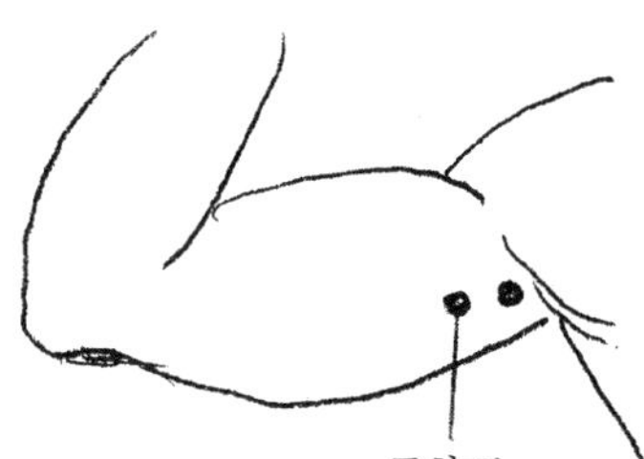

도움말

치료부위가 많을 때는 심장질환 치료법과 같이 나누어서 하면 된다. 심장질환 여성 환자들 대개가 자궁질환을 겸하고 있다.

이럴 땐 자궁치료를 같이 하게 되는데 이 역시 치료부위를 세 곳으로 나누어 치료를 하면 된다.

윤 부족증 환자도 윤제만을 계속 주입할 수는 없다. 체질과 환경에 따라 흡수가 원활하지 못한 환자에게 계속 주입은 삼가 한다. 윤제치료를 꼭 해야할 경우에는 5회 주입을 넘기지 말고 기제 1회를 병용하라 특히 암환자의 경우(꼭 지킬 것).

보통 젊고 비대한 사람이 습(濕)을 많이 끼고 있다. 이런 사람은 기제를 많이 쓰게 되고, 구병(久病)인과 노인은 윤제를 많이 쓴다. 주입량도 병증, 체질, 노소에 따라 기준량 보다 많을 수도 있다.

동이 임상

61세인 협심증 남자환자는 자신이 스스로 불치로 생각하고 있으며, 한방치료 행위를 불신하는 편이다.

부인이 좌골신경통으로 고생을 하다가 본인과 연이 되어 치료받은 전력이 있는데 부인의 성화에 못 이겨 치료를 받게 되었다.

일주일정도 치료받더니 태도가 상당히 부드러워졌다.

치료는 견정, 심장부에 윤제 0.1cc씩, 회음양방 기제 0.3cc. 다음날은 심유부, 간유부에 윤제 0.1cc씩 주입.

이 환자는 치료 전에 가슴이 쪼여올 때 호흡에 문제가 많았는데 치료 후 상당히 호전된 상태다.

3. 당뇨질환(糖尿疾患)

당뇨질환은 치료에 목적을 두기 보다는 증상완화와 합병 질환의 예방을 도모하며, 질환의 원인이 다양하여 완치가 어렵다고 한다. 한방에서는 활혈화어법(活血化瘀法) 응용과 이기거어법(理氣祛瘀法), 통리거어(通利祛瘀), 정기를 돋우는 방법 등이다.

이 역시 혈액질환으로 걸쭉한 피를 맑게 해주고, 기를 잘 통하게 해주며, 정기를 돋아 주는 최상의 치료법인데 만만치가 않다. 양방에서는 당뇨병을 I형과 II형, 소아당뇨로 나눈다. 소아당뇨는 아예 불치로 치부하고, I형은 유전성으로 인슐린을 필요로 하고, II은 성인당뇨를 인슐린을 필요로 하지 않는다고 한다.

양방에서 인슐린과 투약, 식이요법을 치료의 전부로 알고 있다. 합병중에 제일 위험한 것은 고혈압과 심 질환이 동시 다발로 발생하는 것이다.

유의해서 살펴야 할 증후로는 간(肝)이 종창(腫脹)할 수도 있고 위질환(胃疾患), 신장염과 신우신염을 일으킬 수 있다. 병세가 진행되면서 부종과신경통 특히 좌골신경통은 흔히 볼 수 있다. 중증일 때는 구토와 흉부압박감, 요통 등에서 흥분상태일 때 혼수에 빠질 수도 있다. 치료에는 유형에 관계없이 이루어지나 많은 임상경험을 통해 볼 때 난치이기는 해도 자신을 갖고 치료에 임할 수 있음을 확신하는 바이다.

사암침법(舍岩鍼法)

비정격이 주치이고, 간정격, 신정격, 소장정격을 배용한다.

사암보사법(舍岩補瀉法)

사암침법은 양의묘운어용화(兩儀妙運於龍畵) 오행병행어구명(五行竝行於龜銘) 사상득로(四象得路)팔괘종령(八卦從令)은 음양은 용 그림에 묘하게 운용이 되고, 오행은 거북등에 새겨진 그림이 아울러 운행되며 사상은 길을 얻고 팔괘는 영(令)을 좇는다고 하였다.

용 그림은 하도(河圖)이고, 거북은 낙서(洛書)이며 용 그림 하도는 상생으로 좌측 방향으로 회전하고, 거북 낙서는 상극으로 우측 방향으로 회전하는 원리임을 뜻한다.

여기서 우리는 사암의 보사 수기법(手技法)을 엿볼 수 있다. 오행혈(五行穴)의 정승격 치료기법 외에 원혈, 낙혈, 모혈, 등은 영수보사법을 쓰기도 하였고, 환자에게 호흡보사를 일러준 예도 있으나 오행혈의 정승격 치료기법에만은 천지운기(天地運氣)의 가감(加減)에 따라 음경(陰經)과 양경(陽經)으로 나누고 또한 오전 오후로 나누어 염괄수법(捻括手法)을 사용하였다.

염괄보사수법(捻括補瀉手法)

1) 좌수양경(左手陽經)과 우수음경(右手陰經)

오전에는 엄지를 앞으로 밀어 원모양(0)의 형태를 취했을 때 보(補)가 되고, 오후에는 엄지를 뒤로 당겨 일자(－)의 형태를 취했을 때 보(補)가 된다.

2) 우족양경(右足陽經)과 좌족음경(左足陰經)

오전에는 엄지를 뒤로 당겨 일자(－)의 형태를 취했을 때 사(瀉)가 되고, 오후에는 엄지를 앞으로 밀어 원모양(0)의 형태를 취했을 때 사(瀉)가 된다.

3) 좌수음경(左手陰經)과 우수양경(右手陽經)

오전에 엄지를 뒤로 당겨 일자(－)의 형태를 취했을 때 보(補)가 되고, 오후에 엄지를 앞으로 밀어 원모양(0)의 형태를 취했을 때 보(補)가 된다.

4) 우족음경(右足陰經)과 좌족양경(左足陽經)

오전에 엄지를 앞으로 밀어 원모양(0)의 형태를 취했을 때 사(瀉)가 되고, 오후에 엄지를 뒤로 당겨 일자(－)의 형태를 취했을 때 사(瀉)가 된다.

※ 염괄보사수법을 쓰지 않을시에는 자침 후에 엄지를 당겨 원모양(0)이 되게 하는 것이 보(補)가 되고, 엄지를 밀면서 일(－)모양을 취하는 것이 사(瀉)가 된다. 모양을 취하기만 해도 형태에 따라 보사의 기운이 가감되는 것이 바로 사암염괄보사

이다. 오행혈에서 영수보사와 직자에 염팔의 형태를 취한 임상을 했을 때 사암의 보사법을 확연이 깨칠 것이다.

※ 사암침법의 변증치료는 (사암오행침법)박상우 편에 변증과 핵심내용을 묶어 쉽게 익힐 수 있도록 엮어 놓았으며, 장부상통 치료법과 경락변증도 같이 엮어 놓았으니 참고하면 많은 도움이 될 것이다.

면역약침(免疫藥鍼)

a) 치료 첫날 : 풍부양방(0.05cc), 견정(0.1~0.15cc), 간유부(0.1~0.15cc), 간유부2(0.1cc), 신유부(0.1cc), 회음양방(0.3~0.5cc).

b) 다음날 : 췌장부(0.05~0.1cc), 간장부(0.05~0.1cc). 상복부(上腹部) 0.1cc 정도.

c) 냉락침(1~2시 방향)

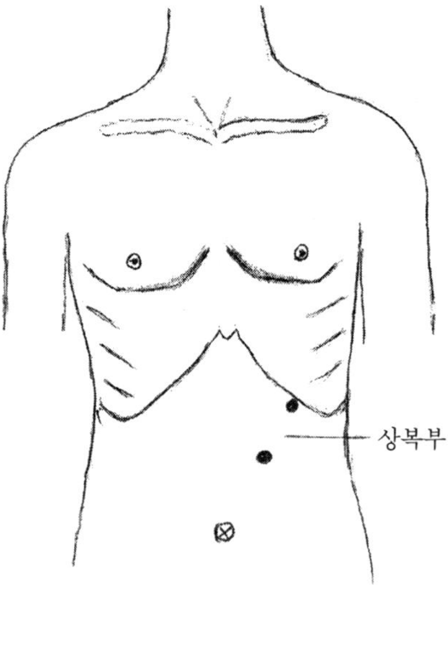

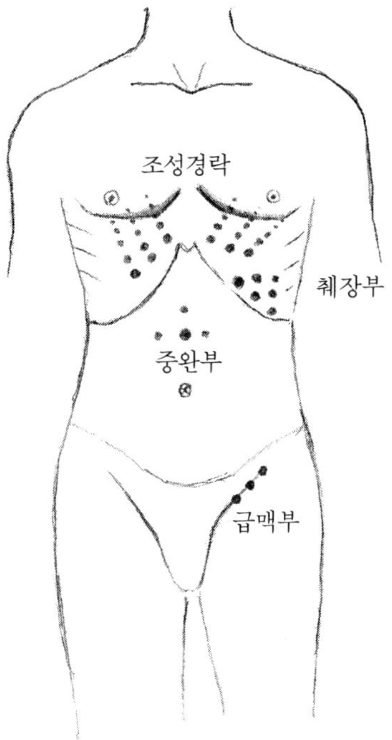

도움말

흡수만 잘되면 윤제가 절실히 필요한 질환이다. 간혹 비만인은 흡수가 잘 되지 않는 경향이 있기는 해도 기제를 적절히 이용하면 문제가 없다. 간유부 2는 방광 2경을 일컫는데 압진해서 통처를 찾아 주입한다. 이 역시 꼭 기억해주기 바란다.

상 복부에서 뜬뜬한 곳을 찾는데 대횡(大橫)에서 복애(腹哀)쪽, 그리고 태을(太乙)부위을 복진해서 뜬뜬한 곳과 통처에 주입한다.

실제 치료를 해보면 주입할 곳이 많이 나온다. 당뇨병환자는 3등분으로 나누어 10회 정도는 매일 치료를 하고 이후로는 격일제로 해도 된다.

냉락침은 췌장을 향해 기향을 보내고, 변비가 있으면 S결장(5시)방향으로 보내 변을 시원스레 보게 되면 치료에도 많은 도움이 된다. 상기 치료법을 소아당뇨 치료에 응용해보라. 신비스러움에 혀를 내두를 것이다.

동이 임상

36세 노처녀(예술인)는 소아당뇨로 아랫배에 인슐린 자동 투입기를 착용한 소음인으로 외소한 편인데 당뇨 환자로는 특이 체질을 가진 사람이다.

당뇨병 임상을 수없이 해보았으나 소아당뇨는 만만치 않은 질환인가 보다. 일반당뇨는 보통 2~3개월이면 치료를 마치는데 이 환자는 복약과 더불어 4개월 동안 장기 치료한 케이스다.

- 1회 : 견정, 간유부, 간유부2, 신유부에 윤제주입. 비장정격.
- 2회 : 풍부양방, 간장부, 췌장부에 윤제주입, 회음양방 기제 0.3cc씩, 냉락침 1~2시 방향.
- 3회 : 심장부, 간유부, 간유부2, 신유부에 윤제주입. 비장정격.

상기와 같이 구분해서 치료를 하여 완치시켰다.

제3장 요통(腰痛)

요통은 육음(六陰)의 사기가 침습하여 방광경의 기혈 순환을 장애하는 내인과 타박, 추락 등 외인으로 허리의 근맥을 상하게 하고 어혈이 몰려서 생긴다. 그리고 내상이나 오랜 병으로 신정(腎精)이 몹시 상하거나 늙어서 정혈(精血)이 부족하여 근맥을 자양하지 못하였을 때도 생긴다. 허리에 힘이 약해지면서 아픈데 심하면 허리를 돌리거나 굽히거나 펴지도 못한다.

일반적으로 원인에 따라 경맥(經脈)의 허실통(虛實痛)으로 나누며 갑자기 나타나는 졸요통과 허리가 몹시 싸늘하고 무거우면서 아픈 신착증이 있다. 척추골 질병과 결합조직에 생긴 염증, 부인과 질병, 그밖에 신우신염, 신결석을 비롯하여 여러 가지 질병 때문에 나타날 수 있다.

사암침법(舍岩鍼法)

1) 폐경허통으로 허리가 활처럼 심하게 굽어 펴기가 힘들고 허리를 굽히고 다닐 때는 폐정격을 쓴다.

2) 담경허통으로 침이 피부를 찌르는듯하여 몸을 뒤로 돌리기 어려울 때는 담정격을 쓴다.

3) 방광허통으로 목과 등이 뻣뻣하고 엉치가 무겁고 아플 때는 방광정격을 쓴다.

4) 방광실통은 목과 척추 양옆이 아프고 허리가 끊어질 듯하며 엉치를 굽히지 못 할 때는 방광승격을 쓴다.

5) 위경요통은 몸을 돌려 뒤돌아보기 힘들고 괴로울 때는 위정격을 쓴다.

6) 신경요통은 허리가 시큰거리며 은은하게 계속 아프며 굴신하기도 힘들 때는 신정격을 쓴다.

7) 대장허통으로 근골이 심하게 아프며, 귀 밑 대장경락 부위를 살펴보면 결핵(結核)이 있을 때는 대장정격을 쓴다.

8) 간경허통으로 허리 가운데가 아프고 허리를 쭉 펴지 못할 때는 간정격을 쓴다.

9) 비경허통으로 허리 통증이 심하고 오래 앉아 있지 못할 때는 비정격을 쓴다.

10) 비경실통으로 허리 가운데 나무판으로 붙인 것 같으며 심할 때는 오줌을 찔끔거릴 때는 비승격을 쓴다.

- 허리부상으로 요추 부위를 다쳤을 때는 대장정격을 쓴다.
- 뻑적지근하게 불쾌한 요통은 위중, 삼리(+) 곤륜(−)한다.
- 비만인의 요통은 대돈, 은백(+)하고 외소인의 요통은 소장정격으로 다스려라.

- 허리아파 걸을 수 없을 때는 대장정격을 쓴다.
- 디스크는 담경으로 삐끗 한데는 곡지, 삼리(+) 양계, 인중(−)을 한다.
- 등(背)의 심한 통증에는 비정격을 쓰고, 앉고 서기 힘들때는 태연, 태백(+) 곡지(−)를 한다.
- 누워서 허리를 들지 못하고, 요추를 만지지 못할 만큼 아플때는 신정격을 쓴다.
- 계단 오르기 힘들 때는 방광정격 (합) 비정격을 쓰고, 만성 요통은 소장정격을 쓴다.
- 타박 어혈요통에는 소장정격이 최고이다.

면역약침(免疫藥鍼)

a) 폐경허통 : 견정, 쇄골下, 중부, 폐유부, 경문부, 지실부에 윤제위주로 주입하고, 요추 2~3, 요추 3~4에는 윤제 혹은 (shd)를 쓴다.

b) 담경허통 : 견정, 간장부, 간유부, 요추부위 통처.

c) 방광허통 : 냉락침, 요추부위 통처, 장골능, 지실부.

d) 방광실통 : 방광실통은 선추 바깥 주위로 돌아가면서 통처을 찾아 기제를 주입하는데 0.2cc까지 주입해도 무방하다.

e) 위경요통 : 간유부, 불용부, 중완부, 요추부위 통처, 냉락침.

f) 신경요통 : 신유 지실부, 요추부위 통처, 장골능부, 냉락침.

g) 대장허통 : 천추부, 요추 3~4, 요추 4~5, 환도부, 장골능부.

h) 간경허통 : 간장부, 간유부, 요추부위 통처, 냉락침.

i) 비경허통 : 간유부, 췌장부, 요추부위 통처, 냉락침.

j) 비경실통 : 간유부, 간유부2경, 췌장부, 요추부위 통처,

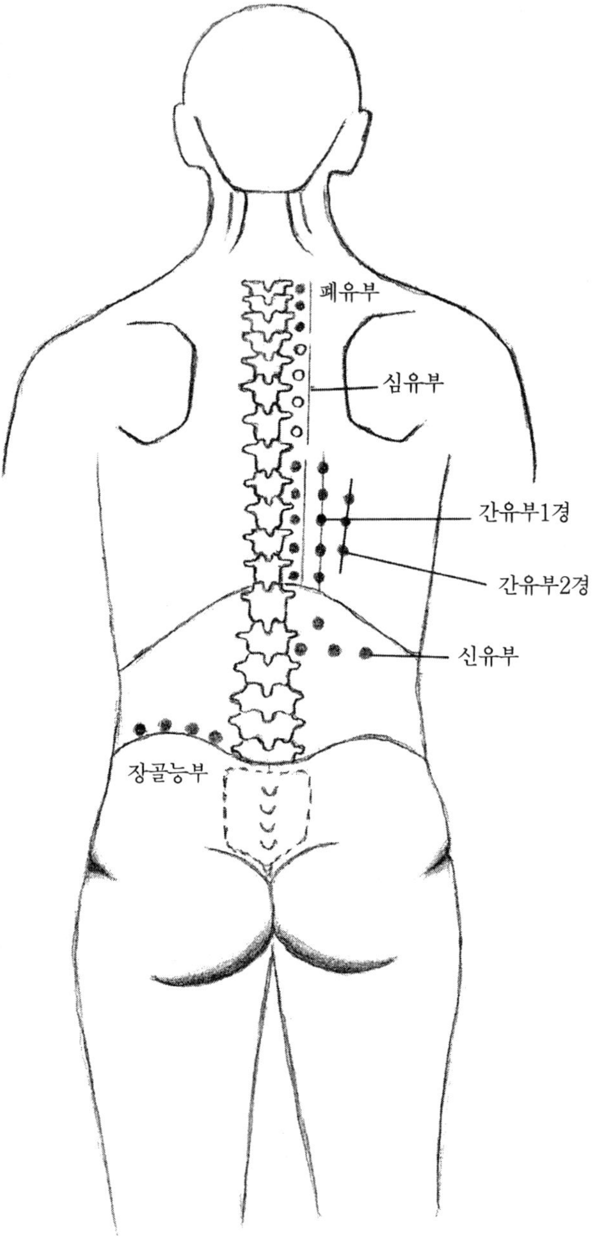
폐유부
심유부
간유부1경
간유부2경
신유부
장골능부

도움말

요통의 주입량은 윤 기제를 막론하고 0.1cc를 기준으로 정하고 요추에는 0.1~0.15가 적당하다.

척추부위 혈 주입은 척추 횡 돌기 사이에 주입을 하는데 척추중앙에서 1~1.5cm 정도가 적당하다. 자침방향은 척추를 향해 50도 정도로 사자(斜刺)한다.

폐경요통에 쇄골下는 천돌 쪽에서 중부 쪽으로 더듬으면 통처가 나오고, 요추2번에서 4번 사이 압통이 심하다. 횡 돌기 가까이 윤제 및 (shd)을 주입한다. (shd)는 연골을 재생할 때 쓰는 주입제이나 인대를 강하게 하는데 쓰기도 한다. 척추 추 간판(연골) 및 척추 탈출증, 퇴행성 관절 연골 재생제로 사용하는 주입제이다.

기제는 소염, 진통, 해독, 생육(生肉)촉진에 이용하는 주입제이나 경락경화에 필수적인 주입제이기 때문에 계속 윤제 주입을 하다 보면 경화될 때 기제를 이용해 풀면 된다. 담경 요통에 요추부위 통처는 주로 요추양방 인대부위에 많이 나타난다.

요통 치료 시 냉락침은 요추 쪽으로 제일 많이 유도를 해야 한다. 장골능부위는 대장유 쪽에서 외측으로 통처를 찾아 주입하면 된다. 척추양방 및 회음양방 등 주입 시 환자의 자세와 주입기법(技法)이 참으로 중요하고도 중요한데 약침을 전문으로 치료하는 모 병원 의사의 주입하는 모습이 30년 전 기법을 그대로 쓰고 있는데 참으로 놀라지 않을 수 없었다.

주입제 종류 또한 왜 그리 많은지 임상으로 검증을 득한 후 쓰고 있는지 참으로 궁금하지 않을 수가 없다. 주입처는 대표적으로 몇 군데를 지정하기도 하나 지정하지 않은 부위에도 통처가 있을 수 있는데 이럴 때는 술자의 판단에 따라 가감한 치료가 필요하다.

상기 요통질환 외에도 척추질환으로 요추 탈구증, 강직성척수염, 추간판탈출(디스크), 요추 협착증이 있는데 강직성 척수염 외에 디스크는 요추 3, 4번에서 많이 발생을 하는데 기제를 위주로 쓰고, 탈구증과 협착증은 (shd)로 치료를 한다.

디스크는 바늘이 탈출 부위에 정확히 자침이 되면 무릎아래까지 감전이 된 듯 하며, 주사바늘길이는 3cm 정도가 적합하다. 참고로 요통치료에서 흔히 있는 일이지만 냉락침 한방으로 치료되는 예가 허다하니 참고 바라고, 지실부위 주입을 망설이지 마라 정말로 좋은 혈위이다. 처음에는 지실을 비껴 주입을 하되 두 번째 부터는 가감이 시행해 보고 말고는 각각 시술자 판단에 맡긴다.

사암치험 예

무릇 사람의 요통은 방광경과 관계하는바 시원찮은 의사들이 보사를 알지 못하고 다만 위중(委中)을 자침하거나 곤륜(崑崙)을 자침하여 혹 낫기도 하나 낫지 않으면 그 허물을 병자의 조리와 수발을 잘못한 걸로 돌린다.

장부(臟腑)를 분류하여 나누어 치료할 줄을 모르니 배를 움켜쥐고 웃을 일이 아니겠는가. 요통이나 혹은 연주창이 생겨서 어깨 앞쪽 함몰된 중간에서부터 귓밥에 이르거나, 또는 하악각(협차혈 부위)에 까지 구슬을 꿴 것 같은 것이 생기는데 이것도 대장정격으로 치료하면 효험이 있다는 것을 아는 사람은 없더라.

1) 10살 남자애가 우측 다리는 절고 복사뼈 둘레가 시면서 아프고 좌우 귓밥아래 결핵(멍울)이 생겼는데 큰 것이 10여개 작은 것이 수없이 많은데 대장경락 부위에 많이 있으며 양 눈동자에 희고 붉은 물체가 어지럽게 흩어져 있어 사물을 보면 안개와 같다고 하므로 대

장정격을 썼더니 오도(五度)에 쾌차하였다.

2) 한 부인이 항상 요통으로 고생하면서 식사도 제대로 못하고 뾰루지 같은 것도 생기기도 하며, 전신에 부기가 있는데 머리와 얼굴이 더욱 심하면서 복통까지 호소 하는지라 이는 대장 허 증이므로 대장정격을 썼더니 모든 증세가 쾌차하였다.

3) 50세 한 남자가 요통과 함께 우측다리가 무력하면서 마르고 퍼석한 지가 수년이나 되었다고 하기에 귀 밑 부위를 살펴보니 멍울이 있으므로 좌편에 대장정격을 썼더니 수도에 쾌차하였다.

4) 내가(사암도인) 소시적(少時的)부터 은은한 요통이 있었는데 간혹 환절기에 손과 팔이 수종(水腫)과 같이 붓기도 하다가 2~3개월 지나 풀리기도 하고, 혹은 사계절 내내 풀리지 않기도 하며, 혹은 가을이면 더욱 심하여 가슴과 등에 무엇으로 내리 누르는 듯하고 상복부가 포만하면서 이명이 심하고 때로는 숙연하게 잠들어 때로는 공포증을 느끼기도 한다. 그래서 널리 치료약을 수소문 했더니 어떤 사람은 내종(內腫)이라 하고, 또 어떤 사람은 심화(心火)라고 하는데 백사람 말이 다 달랐고 한 사람도 대장의 증세라 말하는 사람은 없었다. 당시 사람들은 허로(虛勞)라고 잘못 판단하고 침과 약으로 약으로 시술하여 생명을 단축하는 경우가 많은데 이것은 대장허 증이다. 나의 형님과 동생이 모두 이 병으로 죽었는데 이 무슨 연고인가? 모태(母胎)로부터 얻은 것이 부족하여 태독의 여열로 목부위에 멍울이 생기고 또 목구멍과 입이 마르면서 재채기를 잘하

고, 또는 옆구리와 겨드랑이 부위에 담이 몰려 아프고, 때로는 허리 또는 아랫배가 아프고, 또는 열격(噎格), 풍병(風病), 안루(眼淚)등의 모든 증상이 모태로부터 타고난 품부(稟賦)부족인데 가장 한이 되는 것은 늦게 서야 깨달은 점이다.

5) 50대 한 남자가 척추 8~9번에 주먹만큼 튀어나와 보행할 때 무릎을 짚고 다닌 지가 이미 수년이 되었을 때 고칠 수 있다고 장담하는 침술사가 있어 이 침술사가 위중을 자침한 후부터 즉각 누워서 일어나지 못하고 또한 양다리는 굽히지도 못한 채 힘줄 없는 다리처럼 늘어지더라. 중봉 혈 근처를 만지면 발을 떨면서 흔들기에 나는 처음에 근위(筋痿)로 의심하여 간정격을 수차례 용하였더니 안열(眼熱)이 일어나고 입술이 짓무르며 양 눈동자 위에 붉고 검은 덩어리 같은 것이 서너 개씩 생겨서 물체가 잘 보이지 않는지라 폐정격을 썼더니 수도(數度)에 양 눈이 평시와 같아서며 양다리는 겨우 굴신하게 되었고, 척추에 돌출된 뼈는 감소한 것 같았는데 개인 사정으로 치료를 중단하고 돌아갔다. 삼사 개월 후에 소문을 들어보니 양손으로 도움 받아 보행한다고 하더라. 안타까운 것은 수도를 채우지 못한 것이 한이 되었다.

6) 한 부인이 8~9번 척추가 돌출되어 튀어나오고 또 전 후음(前 後陰)이 땅기면서 아프고 양다리 환도 혈 아래에서 오금 위에까지 칼로 쑤시는듯하여 쓰지 못하고 척추는 굽어 구배(龜背) 비슷한데 이증은 장궁노현(長弓弩弦)이므로 폐정격을 썼더니 모든 통증이 제거되고 척추가 반쯤 펴졌을 때 측근자의 모략과 만류로 수도를 채우지

못하여서 완치시키지 못한 것이 애석한 일이로다.

동이 임상

a) 건설업을 하는 54세의 남자는 요추 디스크 수술예약을 한 상태에서 일단 한방치료를 받아볼 양으로 찾아왔다. 3~4번 추간 판이 탈출, 치료는 1회에 탈출된 핵에 기제 0.2cc씩 양방에 주입(바늘 길이 3cm) 정확성이 요구됨. 한번 치료로 통증이 많이 경감되었다고 한다. 향후 상기와 같이 3회를 더 치료하고 병원에 가서 사진을 찍어본 결과 수술 할 필요가 없음으로 판정받음.

b) 48세의 비대한 여자는 요통으로 오랫동안 고생하다가 병원에 갔더니 요추 사이에 디스크는 아니나 핵 조직이 있어 제거 수술을 해야 한다고 함.

1회 : 신유부와 대장유부에 기제를 주입하고, 천추와 회음 양방에도 기제를 주입.

2회 : 약간의 은통은 있었으나 잠도 잘 자고 소변도 시원하게 보았다고 한다. 요추사이 압통이 심하다고 하는 곳에 기제를 0.2cc 주입하고, 신유부, 대장유부에는 0.1cc 씩, 천추와 회음 양방에는 0.3cc씩 주입.

3회 : 대장정격 자침으로 치료를 마칠 요량이었으나 약침으로 몇 회 더 치료요구를 하기에 몸도 비대하고 해서 계속 기제를 주입해 주었다.

c) 44세 남자는 자세를 바르게 곧게 펼 수가 없으며, 오랜 시간을 반듯하게 누워 있지를 못하여 밤새 옆으로만 누워 자야만 한다고 한다.

1회 : 신유부 대장유부에 윤제 0.1cc씩, 냉락침 허리방향.

2회 : 폐정격 합 신정격.

3회 : 신유부 대장유부에 윤제 0.1cc씩, 냉락침 허리방향. 상기 환자는 냉락 자침 시 허리 방향인데 둔부에 통증이 심했다고 함. 1회에 효과를 보았으며, 3회에 치료를 마침.

d) 54세 남자는 병원에서 3번 요추 탈출 증 진단받은 지가 10년 넘었다고 한다. 많이 걸을 수 없으며, 특히 요철이 심한 곳은 조심해야지 조금만 충격을 가해도 탈출이 된다고 하니 고통이야 말 할 수 있으랴. 길을 걷다가 요추가 탈출이 되면 그 자리에서 앞으로 꼬부려 넘어져 무릎이 성할 날이 없으며 양복을 맞출 때 윗도리는 하나, 바지는 3개를 주문한다고 한다. 넘어지면 부축을 받거나 아니면 전신주라도 잡고서 간신이 일어나 엉덩이를 담장이든 전신주이든 탈출된 요추가 원상복구 될 때 까지 계속 엉덩이 치기를 해야 한다고 한다.

치료 : 요추 2, 3, 4번 인대에 (shd)윤제 0.1cc씩 주입. 3일 만에 한 번 씩 상기와 같이 7회를 치료하고서 다시 빠지면 오라고 했다니 4년 지난 지금 까지 무사하다고 한다.

e) 37세의 젊은 부인은 요통으로 집안 살림조차 하기 어려운데 남편이 지체 장애자로 부인의 손길이 절실히 필요한 형편으로 고통이 많다고 한다. 피부는 검고 거친 편으로 입술이 잘 부르튼다고 한다.

치료 : 견정, 신유부에 윤제, 냉락침 허리방향. 이튿날 허리가 많이 부드러워 졌다고 함. 다시 견정, 간유부, 신유부에 윤제.

3회 째 : 견정, 간유부, 신유부에 윤제, 냉락에 자침. 상기와 같이 5회로 치료를 마침. 요즈음은 입술도 부르트지 않는다고 함.

제4장 협통(脇痛)

육음(六陰) 사기(邪氣)등에 의한 외감(外感)이나 기울(氣鬱), 어혈(瘀血), 담음(痰飮), 식적(食積) 등에 의한 내상으로 간경(肝經)과 담경(膽經)이 장애되어 생긴다.

그 밖에 옆구리를 지나간 심폐비신(心肺脾腎)의 낙맥이 장애되어 생긴다. 외감에 의한 것은 옆구리 아픔이 비교적 빨리 나타나고, 오한 발열과 같은 표증(表證)이 함께 나타난다.

내상에 의한 협통은 발병과 병의 경과가 대체로 완만하게 나타나며, 표증이 없이 간기울결(肝氣鬱結) 어혈, 간음부족(肝陰不足) 증상들이 나타난다.

급성 및 만성 간염을 비롯한 간장질병(肝臟疾病), 급성 및 만성 담낭염, 늑막염, 늑간신경통 등은 옆구리 내상 때 자주 볼 수 있다.

사암침법(舍岩鍼法)

1) 좌협통(左脇痛)으로 눈이 침침해 잘 안보일 때는 간정격으로 치료

한다.

2) 우협통(右脇痛)으로 귀가 잘 들리지 않은 때는 폐정격 을으로 치료한다.

3) 폐골통(蔽骨痛)은 심병(心病)인데 명치가 당기고 아플 때는 심정격으로 치료한다.

4) 비중만(脾中彎)은 비장이 그득하게 아프고 음식 소화가 잘 안되는 것을 말하는데 이럴 때는 비정격을 쓴다.

- 협통과 흉통에 삼초정격을 쓰기도 한다.
- 늑막염에는 간정격, 복막염에는 담정격, 물이 찼을 때는 위정격을 쓴다.

면역약침(免疫藥鍼)

a) 좌협통의 주입처는 간장부, 대포부에 윤제 0.1cc씩. 간유부에 윤제 및 기제 0.1~0.15cc씩 주입한다.

b) 우협통은 견정, 쇄골부위, 폐유, 간장부와 대포부에 윤제 및 기제를 주입하는데 통처에는 기제 위주로 주입을 한다.

c) 폐골통은 심장치료를 하면 효과가 좋다.

d) 비중만은 통처에 기제, 췌장부와 간유부에 윤제를 0.1~0.15cc씩 주입한다. 대포부에 주입할 때는 골간(骨間)이 협소하여 신경을 쓰지 않으면 골막을 찌를 수 있다.

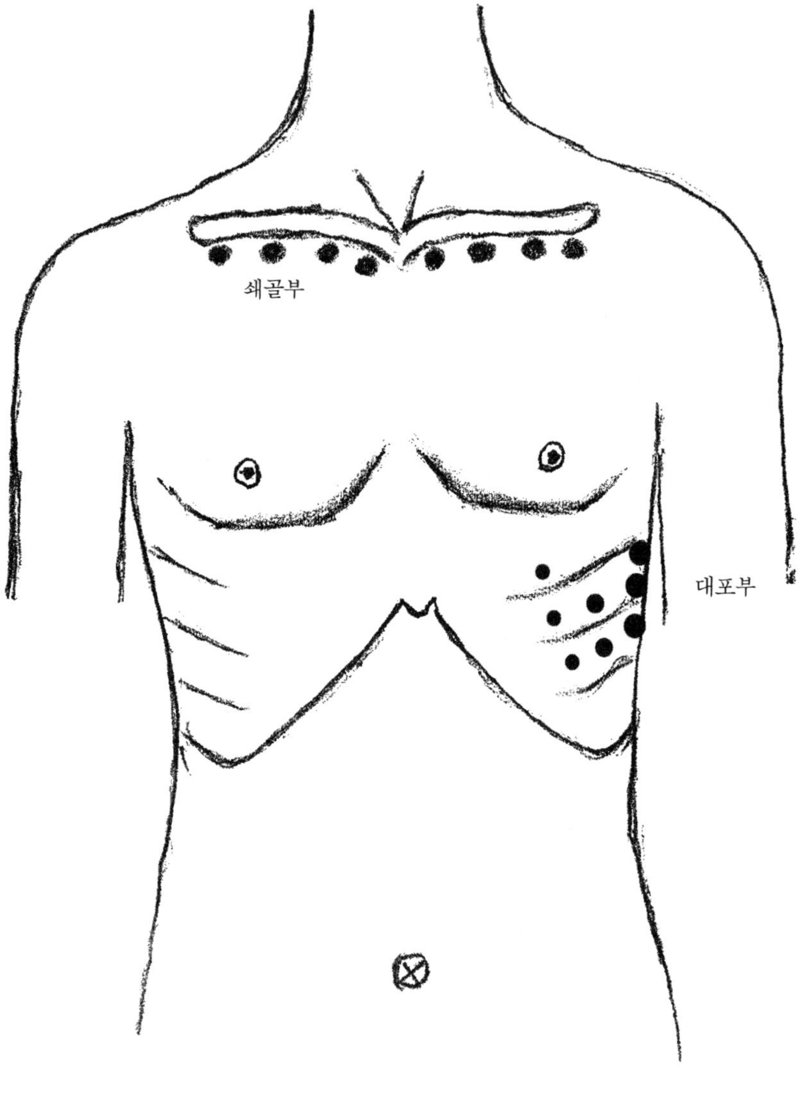
쇄골부
대포부

사암치험 예

우협통(右脇痛)은 담현(痰眩)증과 비슷하지만 그러나 담현은 우협(右脇)이 다만 아프기만 할 뿐이고, 심하견(心下牽)은 숨을 들이쉴 때 땅기면서 아픈데 다음 처방으로 시술을 많이 하였고 많이 고쳤다.

1) 30대 한 남자가 항상 심통으로 앓으면서 몹시 수척한지라 대돈, 소충(+)하고 어제를 (−)하였더니 이도에 나았다. 원래 심하견은 심하(心下)가 땅기면서 아래로 횡골(橫骨)까지 이르러 똑바로 설수 없는 경우를 그 후에 많이 경험하였다. 그러나 심하(心下)가 땅기면서 숨을 들이 쉴 때 오는 통증도 심하견의 증세이다.

동이 임상

a) 52세의 여자는 우협이 결리면서 옆으로 누울 수도 없으며 기침할 때 통증과 어지럼증에 시달리기도 한다고 한다. 치료는 견정과 폐유, 그리고 옆구리 통처에 윤제를 주입하고, 간유부에 기제를 주입. 이와 같이 3회를 치료하였더니 결리던 부위가 호전되면서 호흡도 많이 편해졌다고 한다. 이후 2회를 더 치료하였더니 통증은 완전히 사라지고 어지럼증도 없어졌다고 한다.

b) 34세 여자는 우측 옆구리 통증이 심하고, 팔 다리가 쑤시고 온몸이 나른하여 만사가 귀찮다고 한다. 치료는 통처에 기제를 주입하고,

견정과 간유부에 윤제를 주입하였으며, 소장정격도 자침하였더니 통처는 많이 호전이 되었으나 팔다리는 여전히 쑤신다고 하기에 보중익기탕 반재를 처방하였더니 나른하고 쑤시던 것이 말끔하게 나았다.

제5장 복통(腹痛)

육음(六陰)과 칠정(七情)과 음식 부절제, 기체, 담음, 어혈, 등에 의하여 발생한다. 일반적으로 배가 아플 때 날씨가 차거나 몸을 차게 하면 더 아프고, 따뜻하게 해주면 아픔이 경감된다. 입 마르지 않으면서 설태(舌苔)가 얇고 흰 것은 한증(寒症)이다.

갑자기 아프다가 갑자기 멎는 경향이 있으며, 갈증과 변비가 있고 설태가 누런 것은 열증이다. 배가 불러오고 팽팽하고 몹시 아플 때 누르는 것을 싫어하는 것은 실증이다.

눌러서 통증이 경감하거나 멎는 것은 허증이다. 아픈 곳이 일정하지 않는 것은 기체(氣滯)이고, 찌르는 것 같이 아프면서 통처가 고정되어 있는 것은 어혈이다.

상복부의 통증은 비위에 속하고, 통증이 배꼽주위에 있으면 대 소장에 속하고, 통증이 배꼽아래 가운데 있으면 신 방광에 속하고, 통증이 배꼽아래 좌우측에 있으면 간경의 병이다.

비, 신, 간의 기능을 회복시키면서 해당한 원인을 없애는데 기본을 둔다.

사암침법(舍岩鍼法)

1) 한복통(寒腹痛)은 비위가 허하여 생긴다. 증감없이 아프고 장(腸)에 소리가 나고, 설사를 할 때는 대장정격을 쓴다.

2) 습복통(濕腹痛)은 배 아프고 소변이 시원치 않고 붉으며, 가슴이 답답하고 대변이 묽을 때는 위정격을 쓴다.

3) 울통(鬱痛)은 아프다가 그치기도 하고 아픈 자리가 뜨거운 것이 특징인데 찬 것을 좋아하고 뜨거운 것은 싫어한다. 부인들에게 많이 있는 증으로 비정격을 쓴다.

4) 울복통(鬱腹痛)은 배꼽아래가 아프면서 아픈 곳이 땅길 때는 간정격을 쓴다.

5) 혈허통(血虛痛)은 은은히 아프면서 살살 쥐어틀고, 가시로 찌르는 듯 아플 때는 소장정격을 쓴다.

6) 기복통(氣腹痛)은 가슴과 배가 창만하고 배꼽 위가 은은히 아프며 대변을 보고나면 좀 낫는 증은 폐승격을 쓴다.

7) 냉복통(冷腹痛)은 배꼽 아래가 은은히 아프면서 별로 증감이 없을 때는 신정격을 쓴다.

☀ 절골(絶骨) : 수양노(手養老)와 족현종(足懸鐘)이다.
☀ 위음(胃陰) : 위의 음액(陰液), 위양(胃陽)의 상대되는 말이다. 수곡의 기에서 생겨서 위양과 상대적인 균형을 유지하면서 음식물 소화하는데 중요한 역할을 한다.
☀ 화울(火鬱) : 화울은 울증의 하나고 정서장애로 간기가 몰려 화로 변하기 때문에 생긴다.

- 고기 먹고 배가 아플 때는 소충(+), 체하였으면 합곡(−).
- 까닭 없이 계속 배가 아플 때는 먼저 사관(四關)을 (−)하고, 기가 위로 치밀어 오르거든 공손(−)하고, 토하거든 관충(−)하고, 쥐가 나거든 승산(−)하고 내관(+)를 한다.
- 위완부가 답답하고, 신물 토하고, 딸꾹질이 날 때는 폐승격을 쓴다.
- 배꼽 주위가 아플 때는 대장정격을 쓴다.
- 소화불량에 잘 체하면 위정격, 장명과 배 아플 때는 대장열격을 쓴다.
- 위완부가 냉하면서 아플 때는 비정격, 많이 먹어나 살찌지 않으면 위정격이다.
- 좌 복통에 비정격, 우 복통에 위정격.
- 급체는 사관(四關), 열이 나면 가(加) 심정격이다.
- 윗배가 아프고 더부룩하고 토할 때는 해계, 양곡(+) 내정, 통곡(−)를 한다.
- 소화불량에 되새김질 하고, 수족이 싸늘해 질 때는 먼저 임읍, 후계(+)한 다음 비정격을 쓰라.
- 소화양호에 배고픔을 참지 못할 때는 위한격을 쓰고, 소화불량은 비열격을 쓴다.
- 스트레스 소화불량에는 삼초정격이 좋다.
- 식탐이 많고 불규칙 식사로 체하여 가슴이 답답하고, 수족이 싸늘해지거든 내정, 통곡(+) 삼리, 위중(−)를 한다.
- 뭘 먹고 체했는지 모르거든 비정격 (合) 담정격을 쓰면 특효한다.
- 심하게 체하여 열나고 배꼽주위가 아플 때는 심정격이다.
- 체증(응급방)은 삼리(+), 내정(−).
- 배꼽이 붓고 열이 나면서 아플 때는 내관(+), 공손(−).
- 가슴이 뜬뜬하게 붓고 한열이 나면서 고통스러울 때는 척택에 침(針)을 한다.

면역약침(免疫藥鍼)

a) 한복통(寒腹痛)의 주입처는 간유부에 윤 및 기제를 주입하고 중완과 천추 양방에 기제를 0.2cc씩 주입한다.

b) 습복통(濕腹痛)의 주입처는 간유부와 회음 양방에 기제를 주입, 중완과 간장부에 윤제를 주입한다.

c) 울통(鬱痛)의 주입처는 간유부에 윤 및 기제를 주입하고, 췌장부

에 윤제를 주입한다.

d) 울복통(鬱腹痛)의 주입처는 간유부에 윤 및 기제를 주입하고, 간장부에 윤제를 주입한다.

e) 혈허통(血虛痛)의 주입처는 견정과 간유부에 윤제를 주입하고, 중완부위의 압통처에 기제를 주입한다.

f) 기복통(氣腹痛)의 주입처는 견정과 폐유부에 윤제를 주입하고, 간유부와 중완부위 압통처는 기제를 주입한다.

g) 냉복통(冷腹痛)의 주입처는 신유부에 윤제를 주입하고, 냉락침을 하면 주효한다.

도움말

협통은 수많은 임상경험을 살펴 볼 때 사암침과 면역약침의 협진치료가 절실히 필요하며, 치료의 극대화에 조금도 손색이 없더라.

사암치험 예

표(表)부분을 진찰하여 체험한바가 많은데 폐탁(肺濁)은 우측에 통증이 있고, 간통(肝痛)은 좌측이다.

냉통은 배꼽 아래이고, 위통(胃痛)은 정한 곳이 없으며 대장통은 배꼽 근처이고, 혈허(血虛)에 소장통(小腸痛)이라 일컬음은 옳은 논리라 하겠으나, 화울통(火鬱痛)은 위완통(胃脘痛)과 다르지 않으니 진찰하기 참으로 어렵다.

1) 40대 남자가 처음 복통이 시작될 적엔 요통도 겸하였는데 후에 풍단(風丹)을 일으키니 좌측 빰이 온통 붉고 발제(髮際)에서 좌측 눈 아래까지 미쳤는지라 좌측 귀 아래 대장경맥을 살폈더니 결핵이 있어 대장정격을 썼더니 나아버렸다.

2) 한 여자가 복통이 있으면서 풍단(風丹)까지 있으므로 귀밑 부분 대장경맥을 진찰하니 결핵이 있으므로 대장정격을 썼더니 쾌유하였다.

3) 한 여인이 나이 30에 아직도 월경(月經)이 안 되고 매번 월경 때가 되면 대장통이 있는데 한 보름 지나야 경감한다고 한다. 진찰해 보니 혈허(血虛) 때문으로 판단하고 임읍, 삼간 補 / 통곡, 전곡 瀉를 하니 일도에 월경이 시작되고 복통도 점차 낫더라.

4) 한 남자는 종일 물에서 일하다가 배가 심하게 아픈지라 이는 한(寒)이 성(盛)한 물속에서 노역을 한 탓이다. 대장정격을 썼더니 효과가 즉시 나타나더라.

5) 50대 한 부인이 복통이 극심하나 다른 특별한 증후가 없으므로 우협(右脇)을 눌러보니 물체가 만져지므로 기복통(氣腹痛)으로 치료하였더니 유효하더라. 기복통은 우협통과 비슷하지만 그러나 氣가 약한 사람은 협통이 많이 생기고 氣가 많은 사람은 기복통(氣腹痛)이 잘 생긴다.

6) 30대 한 남자가 항상 아랫배가 아프고 매일 새벽에는 배가 끓으면

서 묽은 설사를 한다고 하기에 신정격을 썼더니 유효하더라.

7) 50대 한 부인이 복통으로 고생한지 이미 30년이 되었는데 가슴과 배가 답답하고 그득하며, 통처(痛處)가 정한 곳이 없으며, 발에는 땀기가 없고 발등에는 부기가 있으며 위완부가 극심하게 아프다고 하기에 위정격을 썼더니 일도에 발에 땀이 나고 복통도 그치더라.

8) 20세 여자가 항상 소복(小腹)이 아픈데 대장의 허증(虛症)인지 신(腎) 허증(虛症)인지 알 수가 없어 귀밑 대장경맥 부분을 진찰하니 결핵이 있으므로 아픈 반대쪽에 대장정격을 썼더니 바로 쾌차하였다.

9) 한 남자가 항상 가슴아래 심하(心下)가 아팠는데 화울통방(火鬱痛方)을 썼더니 유효하였다. 화울통이 비록 심하견과 비슷하지만 화울통은 약간 은은히 아프지만 심하견은 호흡할 때 숨이 끊어질 듯하다.

10) 10세 남아가 배꼽아래 통증으로 여러 날 울며 몸부림을 치므로 귀아래 대장경 부분을 진찰해 보니 결핵이 있기에 대장허로서 대장정격을 썼더니 쾌차하였다.

11) 50대 한 남자가 우측다리가 오랫동안 아파왔으며 겸하여 복통이 있는데 스스로 두부 먹고 체하였다 하므로 내정(內庭)을 연속해서 2도를 사(瀉)하여도 효험이 없었다. 의심스러워 물어 보았더니 길가던 행인의 말을 잘못 전해 듣고 치자(梔子) 한 근을 달여 먹고 그 후에 두부를 먹었다고 한다. 비로소 동짓달은 수(水)가 왕성하고 심(心)이 허약해지는 절기(節氣)에 화(火)를 내리는 약물을 복

용하여 심(心)이 수사(受邪)한 것을 알고서 소충을 며칠간 보(補)하였더니 화울통(火鬱痛)이 쾌차하였다. 만약 연유(緣由)을 기억하지 못하였더라면 어찌 이미 있던 병위에 다른 병이 첨가되었음을 어찌 헤아릴 수 있었겠는가.

12) 50대 여자가 간혹 복통을 발작한지 4~5년인데 현재의 통증도 한달가량 되었으며, 눈에는 안화(眼花)가 피고, 양 눈썹 노리가 아프고, 눈을 들면 텅 빈 것 같고 심하(心下)도 울민(鬱悶)하다고 하므로 화울통 방을 썼더니 일도에 쾌차 하였다.

13) 10세 여자 아이가 배꼽주위에 통증이 있어 여러 날 울면서 잠을 자지 못하고 몸부림치는데 귀 아래 대장경 부위를 진찰해 보니 결핵이 있어 대장 허(虛)증으로 진단을 하고 대정정격을 썼더니 유효하였다.

14) 15세 한 소녀는 전신에 부종이 생기면서 양 눈이 감겨 뜰 수가 없을 정도이고 머리에 두창(頭瘡)이 생긴 지 오래 되었다고 한다. 귀 밑 대장경부위에 진찰을 해보니 결핵이 있는 것을 보고 태독(胎毒)으로 판단하고 대장경을 썼더니 부종이 사라지고 태열도 감소하였다.

15) 한 부인은 죽을 정도로 배가 아픈지 수 십일이더니 조금 감소한 후에 음식을 먹어도 내려가지 않고 체한 것 같고 특히 왼편에 통증이 심하면서 설사까지 겸하므로 울복통방(鬱腹痛方)을 썼더니 이도에 쾌차하였다.

동이 임상

a) 12세 어린이는 복통으로 설사를 하는데 약을 먹어도 잘 듣지를 아니하고 학교에도 다니지 못하고 있다. 차전자를 끓여 차로 마시게 하고 간유부 통처에 기제를 주입하고 배를 따뜻하게 해주라고 시켰더니 다음날 복통과 설사 모두 많이 호전되어 학교를 갔다고 한다. 이후 두 번의 치료해 주고 마쳤다.

b) 32세 부인은 상복부의 통증이 심해 만지는 것조차 싫어했다. 신(腎)실증으로 판단되어 간유부에 기제를 주입하고, 신유부에 윤제를 그리고 신승격을 자침한 후 상태를 보니 통증이 많이 감했다고 한다. 다음날 비정격을 자침한 후 간유부에 윤제를 주입하였는데 상 복부를 만져도 통증을 모르겠다고 한다.

c) 43세 남자는 복부가 답답한 것이 체 한 것 같은 증상이 오래되었으며, 병원에 다녔으나 효험이 없었고 침도 많이 맞았다고 한다. 한숨을 자주 쉬며, 신경을 좀 쓰면 명치부터 답답해진다고 한다. 명치부위가 뜬뜬한 것이 울화가 찬 것 같아 명치부위에 흡각기를 붙여 발포을 하였더니 30분도 채 되지 않아 수포가 많이 생겼다. 명치 위쪽에 통증이 심하다고 하기에 피하(皮下)에 윤제를 주입하고, 심유부와 간유부에 기제를 주입하였다. 다음날 발포를 하였더니 흡각기 절반정도 노폐물이 차올라 왔다. 이후 발포는 일주일정

☀ 풍단(風丹) : 단독(丹毒)의 하나로 피부에 희끄무레한 반점이 생겼다가 물집이 되어 터져서 누런 진물이 나오면서 아픈 증이다.

☀ 울민(鬱悶) : 마음이 편하지 않고 번거러움을 말한다.

도 붙이자 거의 다 빠져나왔으며, 매일 화울(火鬱)방을 자침하고 약침은 격일제로 심유부와 간유부에 번갈아 주입하였더니 답답함과 체기가 깨끗이 사라졌다.

제6장 위완통(胃脘痛)

심하통(心下痛)으로 명치 밑의 통증을 호소하는 병증으로 음식부조화 및 칠정(七情) 어혈(瘀血)등으로 비위가 허한(虛寒)해 졌거나 간기(肝氣)가 맺혀 비(脾)에 영향을 주어 생긴다.

비위허한(脾胃虛寒) 때는 명치 밑이 은은히 아프고 자주 신물을 게우거나 트림을 한다. 따뜻한 것을 먹거나 위완부를 덥게 하면 아픔이 멎거나 덜해지고, 몸은 여위고 손발은 싸늘하다. 위음(胃陰)이 부족할 때는 위완부가 아프고, 입안과 입술이 마르며, 배고픈 감이 있으면 음식은 먹으려 하지 않으며, 대변은 굳다. 간기(肝氣)가 맺혀 비(脾)에 영향을 준 것은 증상에 따라 기체(氣滯), 화울(火鬱), 어혈 등으로 나눈다.

기체 때는 위완부가 창만과 함께 아픔이 있는데 옆구리로 뻗치며 트림이 잦고 한숨을 자주 쉰다. 화울(火鬱)때는 위완부 아픔이 급격하고 가슴이 답답하여 신물이 올라오고 입 안이 마르면서 성질이 조급해진다. 어혈 때는 위완부 아픔이 한 곳에 고정되어 송곳으로 찌르는 듯이 아프며 혹 피를 토하거나 대변에 피가 섞여 나온다. 급만성 위염, 위 및 십이지장궤양, 등에서 볼 수 있다.

사암침법(舍岩鍼法)

1) 위완통은 중완 혈을 누르면 우측으로 은은한 통증이 있다. 중완(正) 자침한 후에 위정격.

2) 비심통은 옆구리를 칼로 베는 것 같이 침으로 찌르는 것 같이 아프다. 소부 대돈(+), 은백(−), 석문(영 迎).

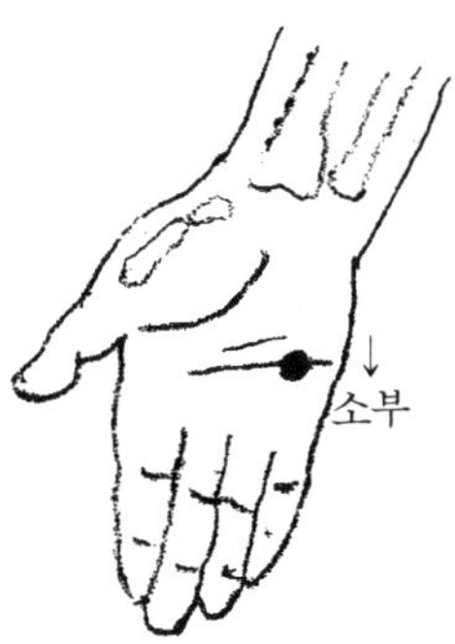

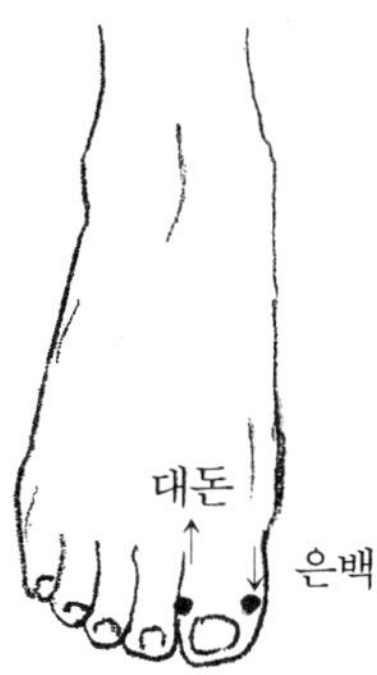

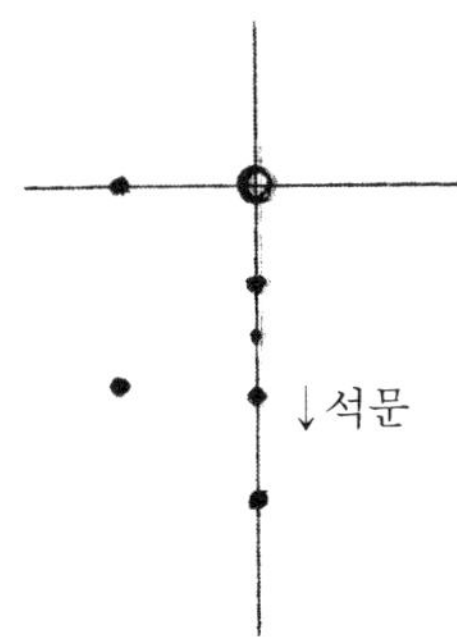

- 위완부가 더부룩하고 물이 차고 부을 때는 즉 수종(水腫)에는 해계 양곡(+), 내정 통곡(−).
- 위완부가 답답하고 열이 난다. 찬 것 즐기고 뜨거운 것은 싫어 할 때는 울화로 심정격을 쓴다.

면역약침(免疫藥鍼)

a) 위완통의 주입처는 간유부, 유문부, 냉락침으로 간유부는 윤 및 기제를 주입하고, 유문부에는 피하에 기제를 주입하며, 냉락침은 12

시 방향으로 기향을 강하게 보낸다.

b) 비심통은 간유부와 췌장부에 윤제를 주입하고, 유문부와 중완에 기제를 주입한다. 울화로 열이 나고 답답하면 심장부와 간유부에 윤제를 주입하고, 유문부에 기제를 주입한다. 그리고 냉락침도 병행하면 발침과 동시에 시원함을 느낀다.

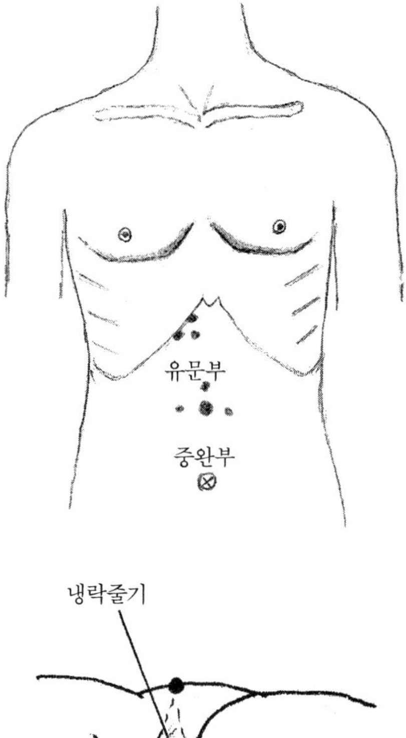

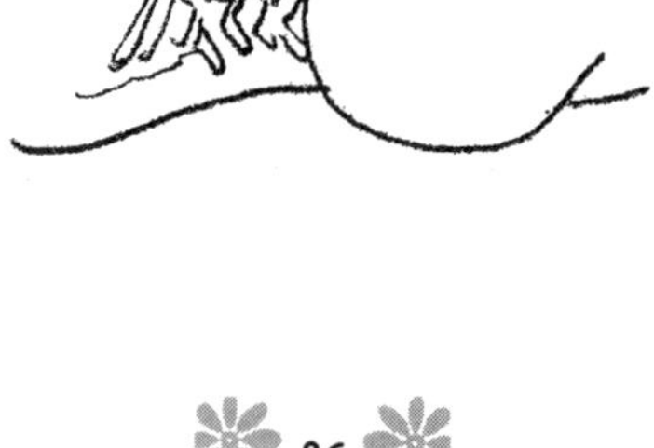

사암치험 예

1) 50대 한 남자가 항상 위완 통을 앓으면서 심하부에서 배꼽위에 이르기까지 통증이 발작하나 정처(定處)가 없으며, 또는 충통(蟲痛)과 같은지라 위정격을 썼더니 수도에 유효하였다.

2) 20대 한 남자는 위완 통이 있는데 매번 통증이 시작하는 날은 오한(惡寒)하면서 지절통(肢節痛)이 있고 사지에 대추나 밤 같은 것이 수없이 많은데 차차 소멸하기도 하고 혹은 몇 개가 위(胃)부위와 양쪽 다리 상하에 남아 있기도 하면서 상태가 10여일 간격으로 반복한지가 여러 해라고 하므로 위정격을 썼더니 5도에 쾌차하였다. 우병좌치(右病左治)를 하였다.

동이 임상

a) 한 부인이 모임 석상에서 갑자기 배를 틀어쥐고 땀을 뻘뻘 흘리면서 위완통을 호소하는데 허리를 펴지도 못하므로 위승격을 쓰고 강자극을 했더니 서서히 통증이 반감이 되기에 간유부에 기제를 주입하였다. 이 분은 목이 말라 급히 얼음물을 두 컵이나 마셨다고 한다.

제7장 상한(傷寒)

넓은 의미에서 외감열성(外感熱性) 질병을 통틀어 이른 말로 중풍(中風), 상한(傷寒), 온병(溫病), 열병(熱病) 등이 속한다.

좁은 의미에서 풍한사(風寒瀉)에 의하여 생긴 외감병(外感病)을 말한다.

풍사(風邪)에 의해 생긴 태양중풍증(太陽中風症)과 한사(寒邪)에 의하여 생긴 태양상한증(太陽傷寒症)이 이에 속한다.

한기(寒氣)를 몰아내려면 사(瀉)를 하지 말고 보(補)를 하면 저절로 낫는다. 한병(寒病)은 표증이 많으니 보법을 쓰고 열병(熱病)은 리증이 많으니 사법을 쓰면 반듯이 낫는다.

사암침법(舍岩鍼法)

1) 태양경병(太陽經病)은 춥고, 열나고, 목덜미가 뻣뻣하고, 허리등뼈가 아프고, 맥은 부(浮)할 때는 상양(+), 삼리(−).

2) 족위경병(足胃經病)은 오한은 없고 면적(面赤), 다한(多汗), 갈증, 비건(鼻乾), 잠 이루지 못하고, 신열이 심하여 신음을 하고, 맥은 홍대(洪大)한 증상이 있을 때는 삼리(+), 임읍(−).

3) 족담경병(足膽經病)은 몸이 오싹오싹 추운 증상과 열이 나는 증상이 엇바뀌며 가슴이 그득하고 답답하며, 옆구리가 결리고 아프며, 맥이 현(弦)할 때는 협계(+), 상양(−).

4) 족비경병(足脾經病)은 소화 안 되고, 헛배가 부르며 아프고, 토하고 설사하고 갈증은 없다. 맥은 지(遲)하면서 힘이 없을 때는 음릉천 경거(+), 은백(−)를 한다.

5) 족신경병(足腎經病)은 가슴은 답답하나 호전된 상태로 잠은 잘 자나 팔다리가 싸늘하고, 귀가 들리지 않으면서 담이 많을 때는 음곡 경거(+), 태백(−)를 한다.

6) 족간경병(足肝經病)은 갈증이 있으며, 기가 상충하여 상체에 열이 있으며, 배가 고파도 먹지를 못하는 것이 먹으면 구토를 할 때는 음곡 대돈(+), 경거(−)를 한다.

- 두통은 조금 호전되었으나 목 돌리기 어렵고, 어깨가 빠지는 듯 팔이 끊어지는 듯하면서 목구멍이 아플 때는 임읍(+), 삼리 위중(−)를 한다.
- 열은 덜하나 대장경락에 통증이 심하고, 입 마르고, 두통이 있어 잠을 이루지 못할 때는 삼리(+), 임읍 함곡(−).
- 이농(耳聾), 목구멍이 붓고 아플 때는 임읍(+), 상양 규음(−).
- 기침이 심하고, 결분과 중부혈 부위가 아플 때는 태백 신문(+), 대돈 은백(−)를 한다.
- 갈증은 없으나 혀가 마르고, 어깨 쪽으로 냉감(冷感)을 호소할 때는 대돈(+), 태백 태계(−)를 한다.

- 땀은 없으나 오한(惡寒)이 날 때는 합곡 태충(−)를 한다.
- 땀은 없으나 깜짝 잘 놀라는 증세에는 대돈(−), 상구(+).
- 땀이 많고 바람을 싫어하는 증세에는 대태(+), 소부(−).
- 땀이 많고 몸에 열이 나는 증세에는 태백(−), 경거(+).
- 갑자기 온 상한에는 상양(+)를 한다.
- 감기다 하면 통치방으로 상양(+), 삼리(−)를 하면 된다.
- 감기로 냄새를 못 맡고, 콧물을 흘릴 때는 소충 대돈(+), 음곡 심해(−)를 한다.
- 코가 마르고 막히고 호흡이 힘들 때는 후계 임읍(+), 통곡 전곡(−)를 한다.
- 열이 없는 콧물감기는 삼초정격을 쓰고, 열이 펄펄 날 때는 통치방을 쓴다. (통치방): 상양(+), 삼리(−).
- 열이 많이 나고 온몸이 쑤시고 아플 때는 소충 대돈(+), 음곡 심해(−)를 한다.
- 풍한(風寒)으로 온 감기는 복류 경거(+), 태백 태계(−).
- 감기 온 첫날에는 상양(+), 삼리(−)를 한다.
  감기 온 이튿날에는 삼리(+), 임읍(−)를 한다.
  감기 온 삼일 째는 협계(+), 상양(−)를 한다.
  감기 온 사일 째는 음릉천 경거(+), 은백(−)를 한다.
  감기 온 오일 째는 음곡, 경거(+), 태백(−)를 한다.
  감기 온 육일 째는 음곡, 대돈(+), 경거(−)를 한다.
  감기 온 칠일 째는 통곡, 전곡(+), 삼리 소해(−).
  며칠 째인지 모를 때는 양방에 통치방을 자침하라.

면역약침(免疫藥鍼)

상한(傷寒)에 주입처는 풍성경락과 조성경락을 위주로 주입하되 진행과 증상에 따라 주입처가 증가한다.

a) 태양경병은 풍부양방, 견정, 폐유부, 대장유부에 윤제 위주로 주입하고, 천추부위에는 기제 0.1~0.2cc정도 주입한다.

b) 족위경병은 풍부양방, 견정, 폐유부, 간유부에 윤제 위주로 주입한다.

c) 족담경병은 폐유부, 간유부, 간장부에 윤제 위주로 주입한다.

d) 족비경병은 폐유부, 간유부, 췌장부에 윤제 위주로 주입한다.

e) 족신경병은 폐유부, 신유부에 윤제 위주로 주입한다.

f) 족간경병은 간유부, 간장부에 윤제 위주로 주입한다.

도움말

천변(川邊)선생은 경락조직과 작용을 규명하기 위해서 경락원론에 보면 조직 종류로는 골성(骨性), 근성(筋性)임파성과 피성(皮性)나누었는데 골성은 골(骨)을 연하여 조직이 형성된 것이고, 냉성경락과 정명, 전중, 흉협, 사지관절 등을 들 수 있다.

근성은 복근(腹筋), 둔(臀), 퇴(腿)를 중심으로 형성된 경락들을 말하고, 임파성은 인영부, 극천부, 서혜부 중심으로 형성된 경락들을 말하고, 피성(皮性)은 피부전체에서 생겼다가 없어지고 하는 경락들을 말한다.

다음으로 작용을 규명하기 위해서는 『면역의학』에서 여섯 가지로 분류하였는데 첫째는 풍성경락(風性經絡)으로 머리와 앞면에 생겨난 각종 질환을 말하고, 오관을 비롯하여 정신과 뇌신경계질환, 혈관신경, 근육과 피부질환, 뇌와 뇌하수체 질환, 각종 암등이 발생하는데 이에 저항하는 경락으로 증상에 비해 많지는 않다고 한다.

풍증이란 머리 자체에 병이지만 육체의 영향을 받고 또 육체에 영향을 준다고 한다. 이를테면 비만한 사람에게는 뇌 충혈이 따르고, 허약자에게는 뇌 빈혈이 따르는 것이 이에 해당한다고 한다.

주저항 경락으로는 풍지, 아문을 들 수 있고 보조경락으로는 인영, 천주, 아문을 들 수 있으나 그 중에서 풍지의 영향이 제일 강하다고 한다.

두 번째로 화성(火性)경락은 심장주위와 가슴부위에 산재한 경락들을 들 수 있으며, 심장에서 일어나는 지속적인 열을 실화(實火)라 하고, 스트레스 및 정신적인 쇼크로 심장을 격동시켜 일어나는 화를 허화(虛火)라 하는데 지속적인 것이 화도(火度)가 높고 주로 심장주위 좌측에서 더욱 강하게 일어난다고 한다.

주저항 경락으로는 극천과 전중을 들 수 있고, 보조경락으로는 욱중, 신장, 기호, 고방, 견정, 고황, 심유 등이다.

셋째로 열성경락인데 열은 대부분 질환에서 발생되며 동통(疼痛)과 같이 내부질환 때 부산물을 땀으로 제거하기 위하여 체표를 이완 시키는데 쓰이는 것이다.

열은 몸살감기에서 나고, 염증에서도 일어나는데 경락이 직접 관여할 때는 고열이 난다고 한다.

넷째로 조성경락은 늑골 상(上)에 위치하며 상하로 길게 뻗어있다. 조성경락(燥性經絡)은 흉부에 윤이 말랐을 때 생겨나며 근심, 걱정, 우울, 비애(悲哀), 스트레스 등에서 발생한다. 화성은 심장을 중심으로 일어나고, 조성은 호흡기 중심으로 일어난다고 한다.

다음은 습성경락으로 하초 배설구 주위에 존재하면서 치습(治濕)의 중임을 맡아 갱년기의 과습(過濕)을 견제하고, 노년기의 무습(無濕)에 저항하는 경락들을 말한다.

대표적인 경락은 회음과 장강이지만 생식기와 항문주위에 많은 경락들이 있을 수 있다고 한다.

끝으로 냉성경락인데 냉경락(冷經絡)은 요추체(腰椎體) 전방에서 발달하여 주로 단전 부위로 형성되어 솟아 있다. 냉경락은 중하초 장부(臟腑)와 난치성 질환 및 기타 요통변비, 자궁질환 등에 작용하는 저항이 큰 경락으로 의사는 필히 익혀서 많은 환자들에게 도움을 주어야 할 것이다.

제8장 탄산, 애역, 애기(呑酸, 呃逆, 噯氣)

탄산은 비위 허한(虛寒)이나 간기울결에 의하여 생긴다. 음식 내상에 의해 실증 때는 가슴이 답답하고, 헛배가 부르면서 아프고, 신트림과 함께 입 안에 불쾌한 냄새가 난다. 설태는 희거나 누르며, 맥은 활삭(滑數)이다.

딸꾹질은 비위가 냉하거나, 위화(胃火)가 성했을 때 또한 비신(脾腎)의 양(陽)이 허하거나 위음(胃陰)의 부족으로 위기(胃氣)가 치밀어 생긴다.

트림은 비위가 허하거나 위에 담화(膽火)가 있거나, 식체 등으로 기가 중초에 몰려 위기가 위로 치밀어 생긴다.

사암침법(舍岩鍼法)

1) 심열(心熱) : 위산과다로 쓴물을 게우고 면적(面赤)일 때.
   대돈, 소충(+) 곡천, 심해(−).

2) 간열(肝熱) : 위산과다로 신물을 게우고 면적(面赤)일 때.

음곡, 곡천(+) 영도, 중봉(−).

3) 식열(食熱) : 뜨거운 음식을 먹은 후 신물을 게울 때는 중완 정(正), 석문 영(迎), 기해(−).

4) 애역(呃逆) : 위기가 치밀어 오를 때는 삼리, 곡지(+) 양계, 양곡(−).

5) 냉애(冷呃) : 한기(寒氣)의 침습으로 생기는 딸꾹질은 경거, 복류(+) 태백, 태계(−).

6) 풍애(風呃) : 간기 부족으로 생기는 딸꾹질은 음곡, 곡천(+) 경거, 중봉(−).

7) 습애(濕呃) : 비기허한(脾氣虛寒)으로 생기는 딸꾹질은 소부, 대도(+) 대돈, 은백(−).

면역약침(免疫藥鍼)

a) 심열의 주입처는 병풍에 기제 0.2cc. 심유부, 간유부에 윤제 및 기제 주입.

b) 간열의 주입처는 병풍에 기제 0.2cc. 간유부에 기제, 간장부에 윤제를 주입.

c) 식열의 주입처는 간유부에 기제를 주입하고 간장부에 윤제를 주입, 중완에 기제를 주입.

d) 애역의 주입처는 간유부에 윤제를 주입하고 천추에 기제를 0.2cc 주입.

e) 냉애의 주입처는 신유부, 견정에 윤제를 주입.

f) 풍애의 주입처는 간유부, 폐유부에 윤제를 주입하고 간장부에 기제를 주입.

g) 습애의 주입처는 간유부, 췌장부에 윤제를 주입하고 회음부에는 기제를 주입.

사암치험 예

1) 20세 남자는 심하부가 울민(鬱悶)하고 매일 쓴물을 게우는데 겸하여 식체(食滯)도 있다고 하면서 여름철에는 더욱 심하다고 한다. 증세로 보아 심열산(心熱酸)으로 판단하고 소충(+)곡천, 심해(−)를 했더니 일도에 쾌차하였다. 이 병은 5~6년이나 된 병이었다.

2) 한 남자가 밥 먹고 난 다음에 먹은 음식물이 다시 나와서 입에 가득하였다가 다시 내려가는데 이런지가 여러 해 되었다고 하기에 비정격으로 치료하였더니 일도에 나았다. 이 증(症)은 단순히 조잡증(嘈囃症)이었다.

3) 한 부인이 채독(菜毒)에 걸린 지 거의 10년이나 되어 몸은 수척하고 얼굴은 위황(痿黃)하기에 비정격을 썼더니 일도에 신묘하게 낫더라.

4) 40세 남자가 6월 달에 인분(人糞)을 뿌려 키운 채소을 먹고 채독이 걸렸는데 붓기도 하고 또는 설사를 하는데 비정격을 썼더니 유효하더라.

5) 한 남자가 항상 복통을 앓았는데 음식을 먹고 조금 후에 도로 토하여 입에 머물고서 혹은 토하고 혹은 삼키기도 하는데 이렇게 하기를 5년이 넘었다고 하기에 비정격으로 치료하였더니 일도에 쾌차하였다.

동이 임상

a) 27세인 회사원은 술을 먹은 다음날이면 딸꾹질을 하게 되는데 한번 시작하면 몇 시간을 한다고 한다. 간정격을 쓰고, 견정에 윤제, 간유부에 기제를 주입 3회를 치료하고 난 이후부터는 딸꾹질은 완전히 멈추었다고 한다. 술을 적게 먹게 하고 치료를 마쳤다.

b) 55세인 남자는 소화력이 왕성해서 술과 음식을 잘 먹는데 특히 술은 시작하면 많이 먹는 편이라고 한다. 공복에는 항상 속이 쓰리고, 쓴 물을 게우는데 이 증상이 1년이 넘었다고 한다. 간열산방을 쓰면서 간장부에 윤제를 간유부에 기제를 5회 정도 치료하였더니 다 나은 것 같다고 하기에 이후 약침으로 3회를 더 치료하고 마쳤다.

c) 42세인 부인은 음식을 먹기만 하면 트림을 하고 냄새 또한 역겨우며, 식도가 따갑다고 한다. 치료는 비정격을 자침하고, 간유부에 기제를 주입 냉경락에 자침하여 기향을 상부로 유도하였다. 이렇게 치료하기를 5회, 모든 증세가 매우 좋아졌다.

제9장 오장과 위 허약(五臟과 胃 虛弱)

몸의 정기와 기혈이 허약해진 상태로 음식 조절을 잘못했거나 앓고 난 다음 몸조리를 잘못하여 생긴다. 입맛이 없고 정신상태가 우울하며, 유정과 몽설이 있고 허리와 잔등, 옆구리와 힘살, 뼈 등 온몸이 아프며 절로 나는 땀, 식은땀, 기침, 가래 등이 있다.

고전에 원기가 허약하면 한출(汗出) 한다고 하였다. 과로하면 폐가 한출하고, 놀라서 정신을 잃게 되면 심장이 한출하고, 과식을 하게 되면 위가 한출하고, 무거운 짐을 지고 멀리가게 되면 신장이 한출하고, 두려운 일로 빨리 달리게 되면 간이 한출하고, 몸을 움직이면서 과로하면 비(脾)가 한출 한다고 했다. 여기서 한출은 원기가 허약해짐을 뜻한다.

사암침법(舍岩鍼法)

1) 폐허 : 폐의 기혈이 부족하여 기침이 나고 숨결이 급하며 묽은 가래가 나오고 권태감이 심하여 말하기 싫고 식은땀과 입 안이 마르거나 목이 쉬는 증상이 나타날 때는 폐정격을 쓴다.

2) 심허 : 심의 음양 기혈 부족에서 생긴 병증으로 가슴이 두근거리고, 아프며, 숨결이 급하고 건망증이 심하며 가슴이 답답하여 잠 잘 때 불안해하고 잘 놀라며, 식은땀이 나고 얼굴에 윤기가 없을 때는 심정격을 쓴다.

3) 위허 : 위기 부족으로 위의 기능이 약해지거나 진액의 부족으로 생긴다. 입맛이 없고, 소화도 안 되며 명치 밑이 트적지근하고 때로는 트림을 하기도 한다. 대변은 묽으나 위음이 부족하여 굳을 때는 위정격이다.

4) 신허 : 신기 부족 증으로 지나친 과로나 성생활, 구병(久病)으로 생긴다. 일반적으로 정신이 몹시 피로하고 어지러우며, 귀에서 소리가 나고, 건망증도 오며, 허리가 시큰거린다. 그 밖에 유정과 음위증이 올 때는 신정격이다.

5) 간허 : 간의 기, 혈, 음, 양이 다 허하거나 부족증을 말한다. 일반적으로 머리가 어지럽고 아프며, 눈이 깔깔하고 잘 보이지 않으며, 귀에서 소리가 나거나 들리지 않으며, 겁이 많아 질 때는 간정격을 쓴다.

6) 비허 : 비(脾)의 음양 기혈이 다 부족한 병증이다. 음식 부절제, 스트레스, 피로와 오랜 병 등으로 비를 상해서 생긴다. 일반적인 증상으로 면색이 누렇고, 몸은 여위며, 팔다리에 힘이 없고, 입맛이 없으며, 소화는 잘 안되고, 배끓는 소리가 나면서 아프다. 대변이 묽어 지거나 설사가 나며, 부종과 사지관절, 어깨가 아프다. 비정격을 쓴다.

- 흉협이 그득하고 트림과 쓴물이 날 때는 폐승격을 쓴다.
- 위염과 위궤양에 위정격, 식중독과 채독에는 비정격이다.
- 부종과 복 창만, 간염, 황달에는 비정격이다.
- 중완부위가 답답하고 은은하게 아플 때도 비정격이 좋다.
- 번열(煩熱), 구갈(口渴)에 소변이 붉고 시원치 않을 때도 비정격이다.
- 식탐이 많은 사람은 비승격 또는 비한격이다.
- 불안, 초조, 불면, 다몽, 변비, 혈변, 생리불순, 각기, 불임, 안면경련, 눈 주위 떨림은 위정격을 쓰고, 급성위경련은 위승격을 쓴다.
- 식욕부진과 음식 맛을 모를 때는 소장정격을 쓴다.
- 창만증, 복부팽만, 소화장애, 설사, 복통에는 대장정격이다.
- 위냉(胃冷)에 소화불량, 위산과다, 속 쓰림에 위열격이고.
- 위열(胃熱)에 소화양호, 입 냄새가 많이 날 때 위한격이다.
- 가슴 쓰림, 위 음액부족, 입 마름에는 위정격.
- 소화불량에 먹으면 가스가 차올라올 때는 중충 대돈(+), 곡택 음곡(−).
- 헛구역, 체증, 구토, 식중독 토사곽란에는 비정격.
- 심계(心悸), 정충(怔忡), 놀라길 잘 하는 사람은 심정격.
- 심장병, 심통, 하복부 냉통에는 심정격이고.
- 협심증으로 가슴이 조여 들 때는 비정격이다.
- 소장에 열이 맺혀 대변이 힘 들 때는 소장정격이다.

면역약침(免疫藥鍼)

약침치료에서 허실 구분하여 치료할 때 허증에는 윤제를 위주로 하고, 실증에는 기윤제를 병용하여 쓴다.

실증은 압통이 확실하나 허증은 주입처가 대개 시원하면서 은은한 통증(은통)을 느낀다. 허증의 치료경과를 살펴보면 치료할 수록 경락저항을 확연히 알 수 있다.

a) 폐장의 주입처는 쇄골하부, 폐유부, 견정이다.

b) 심장의 주입처는 심장부, 심유부, 견정, 회음양방이다.

c) 위허와 간허의 주입처는 간유부, 간장부, 중완이다.

d) 신허의 주입처는 견정, 신유부이다.

e) 비허의 주입처는 간유부, 췌장부이다.

여기서 새겨둘 것은 폐장을 치료할 때 소화기를 살펴야 하고, 심장을 치료할 때 자궁질환과 혈압도 살펴야 하며, 신장을 치료할 때 심장과 하초를 살펴보고, 비장 치료할 때는 신장과 당뇨도 살펴야 할 것이다.

사암치험 예

1) 20대 남자가 항상 식은땀을 흘리고 원기가 소진되어 십리 길도 걷기가 힘들고, 살이 빠지면서 가죽만 남아있는지라 폐정격으로 치료하니 낫더라.

동이 임상

a) 66세인 노부인은 천식으로 심할 때는 호흡장애로 고통이 심하다고 한다. 증상으로 보아 심장 성으로 판단하고 심정격을 쓰면서 견정, 천돌양방, 쇄골하부와 심장부에 윤제를 주입하고, 심유부에도 윤제를 주입하였다. 허약한 부인으로 윤제 위주로 10회를 치료하였더니 숨쉬기가 수월해 졌으며 기운도 많이 회복되고 이후 15회

를 더 치료한 후에 회복이 되었다.

b) 52세 남자는 트럭운전을 하는데 과로와 항상 잠이 부족하고 제때 식사를 못하며 근래에는 허리까지 기분이 나쁠 정도로 묵직하고 이명까지 겸하고 있었다. 증상은 신허로 판단하고 신정격을 쓰고 견정, 신유부에 윤제를 주입하고 간유부에 기제를 주입하는 치료를 3회에 호전되고 10회에 모든 증상이 완쾌되었다.

도움말

참살이 건강법에 생활환경과 먹거리에 중점을 둔 것을 많이 볼 수 있다. 외인(外因)의 영향으로 장부의 밸런스가 흐트러져 질환을 앓는 경우가 내인(內因)보다 월등한 것은 스트레스와 먹거리의 영향이 크다고 하겠다. 평소 참살이 건강법으로 장부의 언밸런스를 예방의학 차원에서 조절해 준다면 질 높은 삶을 영위시켜주는 상의(上醫)라 아니 하겠는가.

여기에 사암침술로 장부의 밸런스를 맞추어 주고 침 맞기 두려운 이는 약침으로 대용해서 평소에 취약점을 보완해 준다면 더 바랄나위가 없으련만, 물질에 속박되어 장부가 어떻게 돌아가는지 거들떠보지도 않다가 병들고 나서야 치료가 급박해지는 이들에게 상의(上醫)의 존재가치가 무색하다고 아니할 수가 없다.

늙어지면 제일먼저 뇌기능 퇴화로 기억력이 떨어지고, 눈 어둡고, 잘 듣지 못하고, 호흡기 기능이 떨어져 콜록거리는 것을 예방함과 건강을 목적으로 알아보자.

먼저 뇌기능은 사암침법으로 방광정격을 쓰고, 면역약침으로는 풍부양방, 뇌공, 완골, 천유에 윤제를 쓰고, 측두부 및 전두부의 압통점에는 기제를 0.5cc 정도 피하에 주입하면 된다. 뇌기능만 좋아 질 뿐만 아니라 치매예방, 기억과 정신력이 증강되고, 두통 및 불면증까지 치료가 된다. 주입은 2주에 한번 정도가 적당하다.

눈은 정명상(上) 양쪽에 기제 0.2cc 정도 주입하면 시력회복과 안화, 안구출혈, 눈물 나는 증을 치료도 한다.

귀는 예풍 하에 기제를 주입하면 귀가 밝아지고, 이명을 치료할 때도 쓰는데 눈과 귀 역시 2주에 한번 정도이다.

호흡기는 견정과 폐유부, 천돌양방, 쇄골하부, 심장부 등인데 죄다 윤제만을 사용한다. 기관지천식과 가래배설 치료와 심장성 천식예방에도 큰 도움을 준다.

젊었을 때는 남자는 심, 간, 비를 잘 다스리고, 여자는 심, 신, 자궁을 잘 다스려 주는 것이 참살이 일 것이다.

제10장 습증(濕症)

습은 음사(陰邪)에 속하기 때문에 몸에서 양기를 소모하고 기의 순환을 더디게 하거나 머물러 있게 한다.

습은 무겁고 탁한 성질이 있기 때문에 습에 의하여 생긴 병 때문에 몸이 무겁고 팔다리가 노곤하며 얼굴에 기름 때가 끼고, 묽은 설사를 하며 소변이 뿌연 증상이 나타난다.

습은 끈끈하고 몸 위에서부터 아래로 작용하는 특성이 있기 때문에 습에 의한 병변은 한 곳에 머물러 있지 않고 잘 낫지 않는다.

사암침법(舍岩鍼法)

1) 습종외감(濕從外感)은 몸이 심하게 피곤하고, 무겁고 가라앉는다. 혹은 사지가 종통(腫痛)하고 혹은 온몸이 붓고 아프다. 치료는 석문 양곡(+), 임읍 함곡(−)를 하면 된다.

2) 습종내상(濕腫內傷)은 온몸이 붓고 배가 그득하고, 곡천 혈에서부터 음경 좌우에 이르기 까지 멍울이 있기도 하고, 혹은 오한이 일어

날 때도 있다. 치료는 중완 대도(+), 대돈 은백(−)을 한다.

3) 습종(濕腫)은 전신의 부종이 허리에서 다리까지 심하고, 숨이 차고, 소변은 적으며, 대변은 묽다. 치료는 대돈 은백(+), 경거 상구(−)를 한다.

4) 황달(黃疸)은 습과 열이 중초에 몰려 배설에 장애가 생긴다. 피부와 눈, 가래와 오줌이 노랗게 되는 증상과 온몸이 무겁고 노곤하며 입맛이 없고 점차 몸이 여윈다. 치료는 완골(腕骨), 삼리, 내정, 임읍, 함곡(−)를 한다.

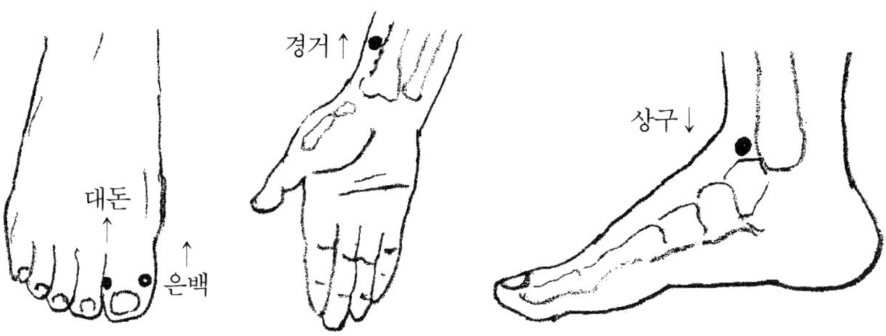

濕腫方

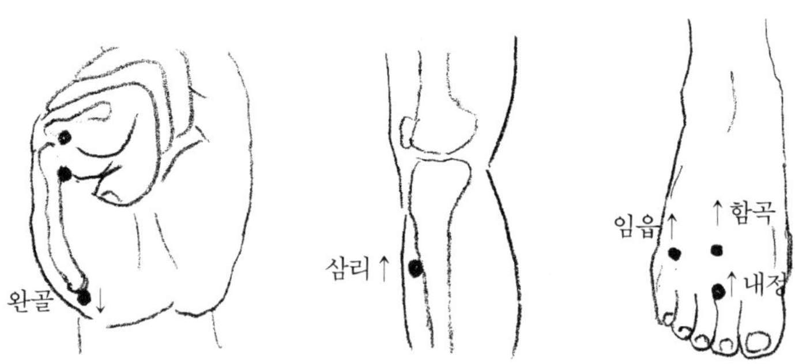

黃疸方

면역약침(免疫藥鍼)

a) 습종외감의 주입처는 간유부, 신유부에 윤기제를 병행하고 회음양방과 장강부는 기제를 주입하며 냉락침은 11시 방향.

b) 습종내상의 주입처는 간유부, 췌장부에 윤기제를 병행하고 회음양방, 장강부는 기제위주로 주입하며 냉락침은 1시 방향.

c) 습종의 주입처는 간유부, 간장부, 췌장부에 윤기제를 병행하고 회음 장강부는 기제위주로 주입하며 냉락침은 6시 방향.

d) 황달의 주입처는 간유부, 간장부에 윤기제를 병행하고, 회음양방에 기제위주로 주입하며 냉락침은 11시 방향으로.

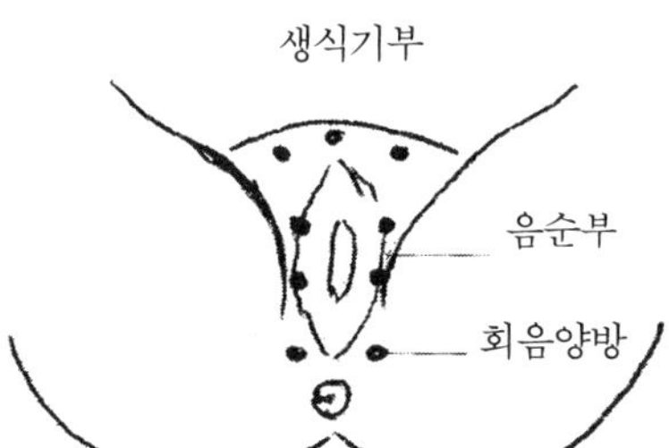

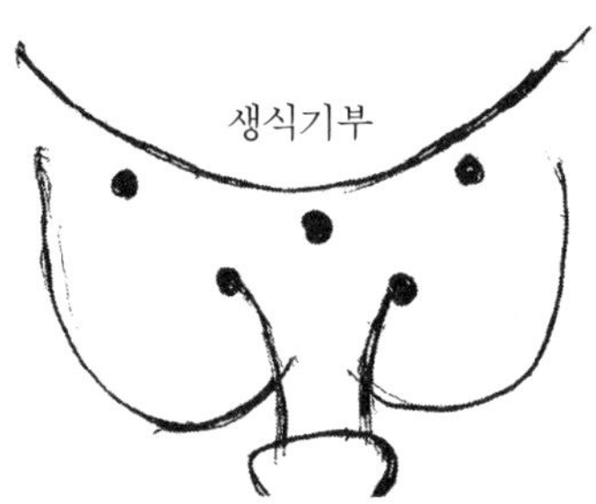

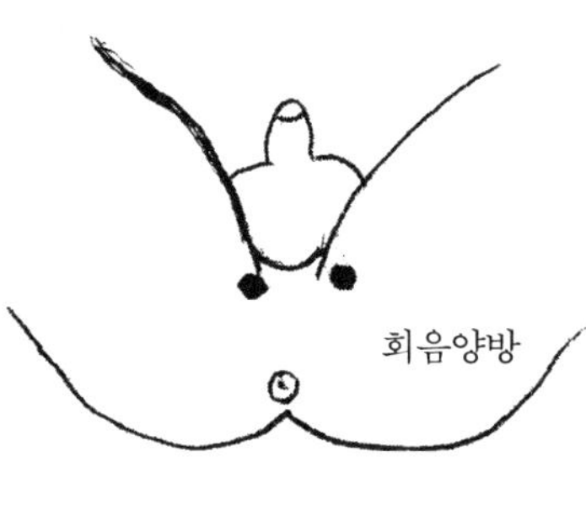

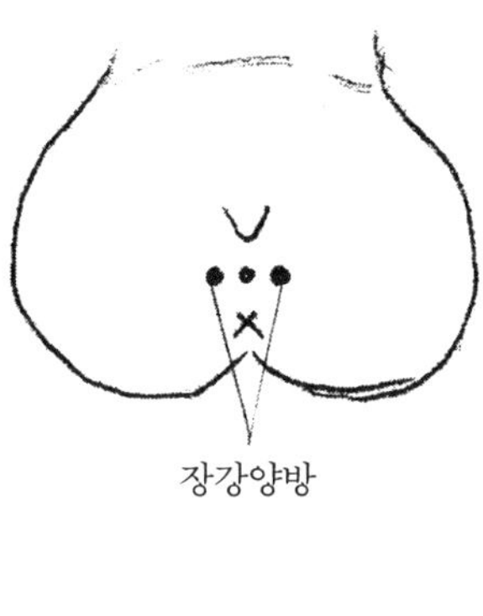

사암치험 예

1) 15살 한 여자가 채소밭에 무청을 잘못 먹고 채독에 걸려 근맥이 이완되고 위축되면서 죽을 것 같아 비정격을 썼더니 유효하더라.

2) 50대 한 남자가 양다리 곡천 혈에서 음경의 좌우에 이르기까지 구슬모양의 결핵이 있으면서 찬바람을 싫어하여 출입하지 않은지가 이미 여러 해가 되었으며 때는 늦여름의 습기가 많은 절기였고 좌측다리가 심하기에 비정격으로 치료하였더니 조금 지나자 통증은 그쳤으나 다음날 이질(痢疾)이 크게 시작하더니 삼 일째 양다리 통증이 모두 그쳤다. 그르면 양다리로 흐르든 습기가 설사로 변하여 흩어진 것일까?

동이 임상

a) 38세인 여자는 양쪽다리의 부기가 누르면 푹 들어갔다가 다시 원상이 잘 되지 않았다. 여기에 슬 관절까지 통증을 겸하고 있었다. 비승격을 쓰고, 간장부, 췌장부, 간유부에 윤기제를 병행하고 회음양방과 장강(長强) 양방에 기제를 주입. 위와 같이 8회를 치료하였더니 완쾌되었다.

b) 43세 남자는 피로에 시달리고 오경설(五更泄)하며 양다리 사이와 생식기 부위에 습진이 치료를 해도 잘 낫지를 않는다고 한다. 대장

정격과 습종방을 병행하고, 간장부에 윤제를 주입하고, 간유부와 회음양방, 장강양방에 기제를 주입하는 치료를 7회를 행함으로 완치하였다.

제11장 조열(燥熱)

조사(燥邪)와 열사(熱邪)에 의하여 생긴 병증이며, 일반적으로 눈에 핏발이 서고, 잇몸이 붓고 아프며, 귀에서 소리가 나고 마른기침이 나며 피가래가 나오거나 코피가 나는 증상이 있다.

조증(燥症)의 내인은 음액의 고갈 또는 칠정으로 인해 마름이 화화(火化)한 것이다. 외인은 건조한 공기의 침습이다. 오행으로 볼 때 조(燥)의 근본은 폐금(肺金)인데 폐금이 열을 받으면 조증이 된다.

화열(火熱)이 성하면 풍열(風熱)이 일어나고, 풍은 습 열을 극하므로 진액을 소모시켜 조(燥)를 일으킨다. 또 양이 실하고, 음이 허하면 풍열이 수습(水濕)을 물리쳐 발생하는 조증도 있다. 외 조증은 피부가 마른나무 껍질처럼 건조하고 내 조증은 목마르고 콧속에 단내가 난다.

사암침법(舍岩鍼法)

전신에 피부가 건조하여 흰 가루가 날리고, 심하면 피부가 트기도 하는데 치료는 소부 어제(−), 태연 태백(+)를 한다.

면역약침(免疫藥鍼)

조증에는 윤제를 성약이라 할 수 있다. 제일 많이 일어나는 부위가 간장부와 췌장부를 들 수 있고 조성경락은 위병(胃病)과 췌장병 발생 시에 저항을 하는데 특히 비음(脾陰)과 위음(胃陰) 결핍 시에 많이 발생하며, 스트레스와 칠정에도 영향을 많이 받는 것 같다.

윤 부족의 대표적인 당뇨환자를 치료하다가 보면 피부가 촉촉하게 변화해 가는 과정을 볼 수 있다. 피부의 약침 주입처는 폐유, 견정, 곡원, 쇄골부, 심하부 등에 윤제를 주입한다.

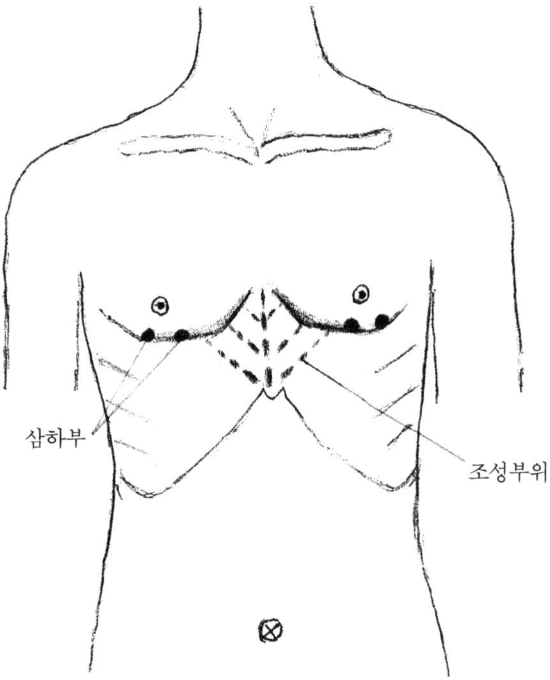

사암치험 예

1) 60대 여자가 머리 위에 흰 비듬 백설(白屑)덩이 같이 생겨서 백회로부터 전발제(前髮際)까지 장판지 두께에 크기는 손바닥 만한데 피부색이 두터운지라 폐정격을 썼더니 유효하였다.

2) 18세인 한 남자가 피부에 백설(白屑)이 우측 앞무릎에서 시작하여 마치 나뭇잎 같은 것이 서너 곳에 생겼으며, 또 머리 위에서부터 양미간 까지고 생겨나고 또 양 팔꿈치에도 많이 생겨나고 특히 머리 발제부위가 심하다. 처음에는 소장정격으로 판단하고 치료를 하였으나 별 효험이 없어 다시 폐 정격으로 치료하였더니 유효하더라.

동이 임상

a) 47세인 부인은 백회 뒷부분에 손바닥 크기만 한 곳에 좁쌀크기의 종창이 수 없이 많이 돌기되어 진물이 맺혀 있었다. 하루에 수십번 소독을 하고 피부과에서 주는 약을 열심히 발라도 낫지를 않는다고 한다. 폐승격을 쓰고, 피내(皮內)에 기제를 주입하고, 견정과 폐유에 윤제를 주입하는 치료를 2회 정도 하였더니 진물이 마르기 시작하고 7회 치료에 완쾌되었다.

b) 23세인 직장여성은 등 부위와 가슴부위 특히 얼굴은 곳곳이 붉으며 살갗이 비늘처럼 건조해 있었다. 병원에서 주는 약은 바를 당시

는 비늘같이 생긴 것이 좀 시드는 듯 하다가 바르지 않으면 다시 비늘 같은 것이 피어난다고 한다. 폐정격을 쓰고, 견정, 쇄골하부, 폐유와 심유에 윤제를 주입하는 치료를 4회 정도 하였더니 비늘처럼 생긴 피부가 촉촉해 지기에 5회를 더 치료하니 붉게 발적한 피부도 원상으로 회복이 되고 등 부위와 가슴부위도 원상으로 회복이 되었다.

c) 50세 남자는 얼굴부위와 등, 그리고 가슴부위에 좁쌀크기로 발적하였는데 특히 눈썹 부위와 귀 밑, 턱 아래가 심한데 한번 씩 가려울 때는 참지를 못하고 긁기 시작하면 더 심해진다고 한다. 폐승격을 쓰고, 발적한 부위마다 피하(皮下)에 기제를 조금씩 주입하는 치료를 하였더니 가려움이 없어지고 발적부위가 사라지기에 5회를 더 치료하였더니 말끔해 지더라.

제12장 화열(火熱)

생리적으로 장부에 들어 있는 화(火)로 심(火)에 있는 화를 심화 또는 군화(君火)라 하고, 신간(腎肝)에 있는 화를 상화(相火)라고 하는데 그중 신에 있는 화를 명문의 화라고 한다.

몸에 정상적인 화를 소화(小火)라 하고 소화가 이상적으로 왕성해진 화를 장화(壯火)라 한다.

열증 증상이 몸에 침입한 초기에는 오한이 나고 흰 설태가 약간 끼는 등 표한증(表寒症)증세가 나타나다가 오한이 없어지면서 더운 것을 싫어하고 갈증이 나고, 입술이 마르고 변비 증상이 나타난다.

사암침법(舍岩鍼法)

1) 군화(君火)는 얼굴이 붉고 웃기를 잘 하며, 목소리가 크고 이불을 떨친다. 치료는 석문 영(迎), 음곡 심해(+), 대돈 소충(−)를 한다.

2) 상화(相火)는 간신의 화로 잠 못 이루고, 눈자위는 푸르고, 헛소리와 잡된 소리를 많이 한다. 치료는 중완 正, 음곡 대도(+), 지구 곤

륜(−)를 한다.

3) 장열(壯熱)은 즐거움이 없이 슬픔에 젖어 음식 소화도 못 시키고 구토를 한다. 고열이 지속적이고 실증으로 높은 열의 표현이다. 치료는 중완 正, 통곡 전곡(+), 삼리 소해(−).

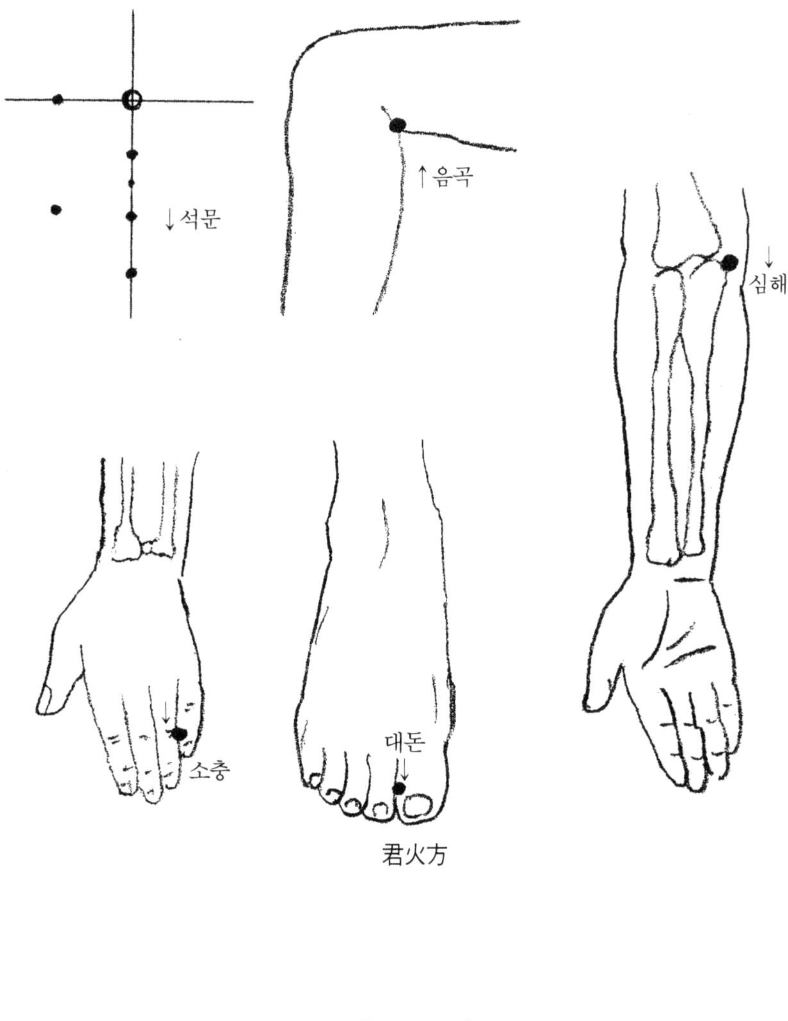

君火方

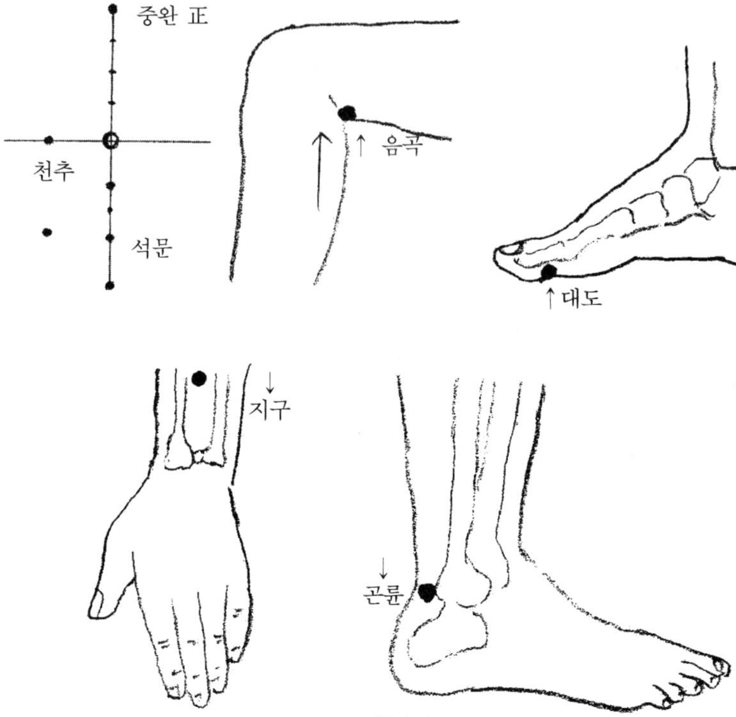

相火方

면역약침(免疫藥鍼)

a) 군화의 주입처는 견정, 심유부, 심장부에 기윤제를 주입. 병풍과 회음양방에는 기제를 주입한다.

b) 상화의 주입처는 견정, 간유부, 신유부에 기윤제를 주입, 회음양방에 기제를 주입한다.

c) 장열의 주입처는 간유부, 간장부에 기윤제를 주입하고 회음양방에 기제를 주입하며, 냉락침을 12시 방향으로.

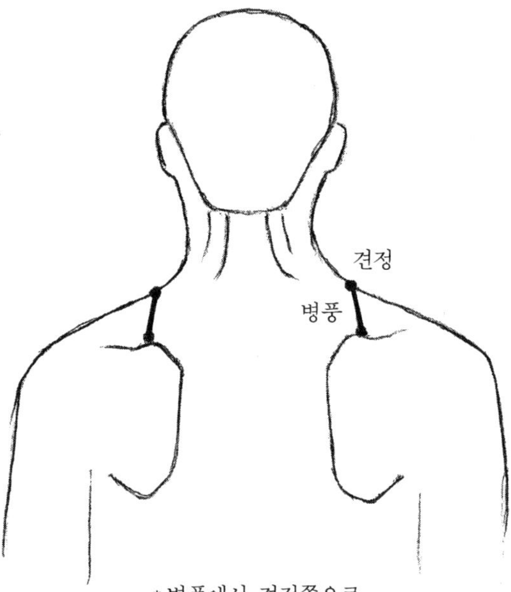

* 병풍에서 견정쪽으로

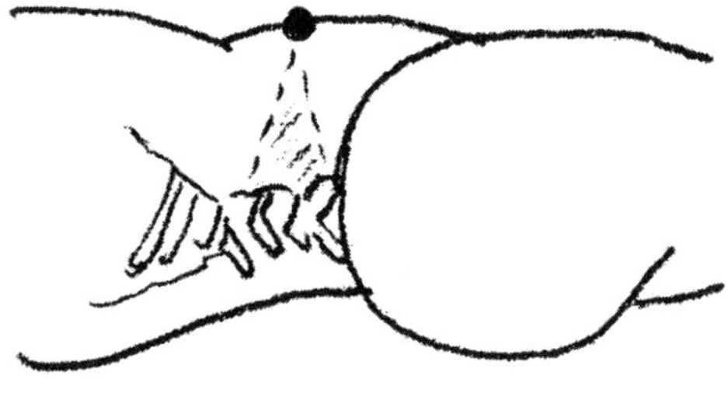

* 요추체에서 단전쪽으로

사암치험 예

1) 20대 젊은 부인이 별안간 발광을 하며 마을을 뛰어 다니거나 욕설을 해대기도 하고 또는 겁에 질려 두려워하기도 하고, 또는 자신의 똥을 벽에 바르기도 하면서 발병 후에는 잠도 자지 않았다고 하는데 내가 그 집에 도착했을 때 부인은 문을 열고 내다보다가 곧 일어나 나에게 신부(新婦)의 예로 큰 절을 하더라. 이에 내가 상화방(相火方)으로 다스렸더니 침을 뽑기도 전에 잠이 들었는데 오랫동안 보사(補瀉)를 하였더니 언어와 행보가 보통사람과 조금 달랐을 뿐이다가 다시 침 시술을 하자 하루 만에 완쾌하였다.

2) 30대 한 남자가 놀라 발광할 때를 보면 군화(君火)와 같은 증이었는데 오랜 세월이 지나자 인사(人事)가 불명하고 언어가 황당하며, 사람들 앞에서 소변을 가릴 줄 모르고 또는 자주 구타를 당해도 말 한 마디 없고 애증(愛憎)이 없어진지 근 10년이나 되었다고 하기에 상화방(相火方)으로 다스렸더니 수도에 체면을 차릴 줄 알고 언어도 회복되고 애증(愛憎)도 분명해 지더라.

3) 50대 한 여자는 남편과 다투다가 그 남편의 가벼운 구타로 손마디 불거진 부위에 작은 상처가 생겼을 뿐인데 그날 밤 부부가 동침하면서 교합(交合)의 의사를 암시(暗示) 했으나 부인이 기이하게 여기고 거부하였다. 부인은 자주 교합의 의사를 암시하여도 따르지 않더니 홀연히 발광을 하면서 욕설을 하고, 혹은 남편의 무릎에 앉

아 껴안기도 하기를 수십일 이라고 하는지라 상화치법(相火治法)으로 다스려서 삼 사도에 쾌차하였다.

동이 임상

a) 33세 부인이 평소 화병으로 명치 아래가 답답하였는데 겨드랑이 아래로 부스럼이 나고 얼굴은 붉고 눈은 충혈되면서 온몸이 뜨겁게 열나고 갈증은 심하였다. 군화로 진단하고 심(心)에 화(火)혈을 사하고, 군화방(君火方)을 우측에 썼더니 열이 내리면서 갈증이 덜하게 되었다. 여기서 약침으로 병풍과 회음양방에 기제를 주입하였다. 이후 10회를 더 치료하면서 소장열방(小腸噎方)도 겸하여 치료하였더니 군화증과 화병(火病)까지 풀리더라.

제13장 열격(噎膈)

음식이 목구멍으로 잘 넘어가지 못하거나 넘어 갔다 해도 위에까지 삼양열(三陽噎)로 내려가지 못하고 이내 게우는 병이다. 고전에 삼양이 맺힌 것을 열격이라 하고 삼양은 대장, 소장, 방광을 말함이다.

결(結)이란 열이 맺혀 흩어지지 않은 것인데 이것은 양의 화가 내려가지 않고 상승한 때문이다. 삼양이 맺혔으면 석문 혈을 사하면 양의 화가 내려간다.

사암침법(舍岩鍼法)

1) 대장열은 대장에 열이 맺혀 대변이 불통하고 구토를 한다. 치료는 대장정격을 쓴다.
2) 소장열은 소장에 열이 맺혀 혈맥이 조(燥)하여 대변불통에 구토를 할 때는 소장정격을 쓴다.
3) 방광열은 방광에 열이 맺혀 진액이 고갈되어 대변불통에 구토를 할 때는 방광정격을 쓴다.

4) 삼양열은 삼양에 열이 맺혀 대소변이 불통하고 구토를 할 때에는 석문 영(迎), 중완 正, 삼리 양능천(−)를 한다.

면역약침(免疫藥鍼)

a) 대장열의 주입처는 간유부, 간장부에 기윤제를 주입하고 중완에는 기제를 주입한다.

b) 소장열의 주입처는 견정, 간유부, 간장부에 기윤제를 주입한다.

c) 방광열의 주입처는 견정, 대장유부에 기윤제를 주입하고 천추에 기제를 주입한다.

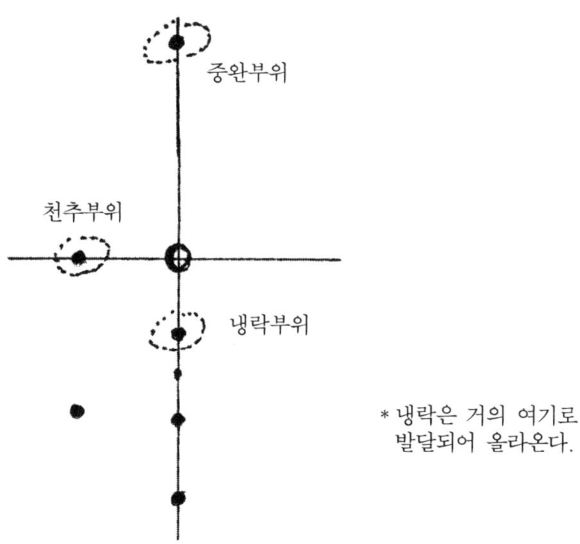

사암치험 예

1) 20대 한 남자가 얼굴색은 위황(痿黃)하면서 조금 부었고 덩치는 뚱뚱하면서 항상 식체(食滯)로 고통을 받고 있다고 하기에 식체의 치료에 따라 내정(內庭)을 사(瀉) 하였더니 별로 효험이 없어 다시 귀밑을 진찰하니 대장경맥 부위에 멍울이 있는지라 대장열(大腸噎)로 깨닫고 치료하였더니 쾌차하였다.

2) 30대 한 남자가 항상 구토를 한다고 하기에 비정격을 썼더니 별로 효험이 없는데 한동안 지나 등에 부스럼이 많이 난 것을 보고 삼양열(三陽噎) 인줄 알고서 치료하였더니 쾌차하였다.

3) 30대 부인들에게 많이 있는 혈허 소장통(血虛 小腸痛)과 명치 밑이 더부룩하거나 그득한 감을 소장열(小腸噎)로 치료하였더니 효과를 많이 본 것은 여러 차례 시험한 결과였다.

동이 임상

a) 58세인 부인은 평생을 화병으로 고통스럽게 살았으며 상기(上氣)와 동계(動悸)까지 겸하였고 발바닥이 뜨겁고 또 갈라져서 걷기에 불편이 많다고 한다. 소장열방(小腸噎方)을 쓰면서 간장부, 신유부에 윤제를 주입하고, 간유부에 기제를 주입하는 치료를 한 달 정도 치료하였더니 완치가 되었다.

사암변증치료 의안(1)

- ☀ 간병(肝病)은 반듯이 소도대장(疎導大腸)하는 것이 당연하고, 대장병은 간경(肝經)을 도와야 마땅하다.
- ☀ 신병(腎病)은 반듯이 삼초(三焦)를 조화(調和)함이 당연하고, 삼초병은 마땅히 신수(腎水)를 보(補)하여야 한다.
- ☀ 소장병은 비경(脾經)을 보(補)함이 당연하고, 비병(脾病)은 소장화(小腸火)를 사(瀉)함이 당연하다.
- ☀ 폐병(肺病)은 방광을 청리(淸利)함이 당연하고, 방광병은 폐금(肺金)을 맑게 하여야한다.
- ☀ 각기병의 원인은 수습(水濕)의 소치(所致)이다. 각기의 치료법은 대변을 시원스럽게 볼 수 있도록 뚫어주라.

제14장 울증(鬱症)

모든 울병은 기혈이 충만하면 발생하지 않으나 한 가지 울(鬱)이 생기면 모든 울증이 발생하는 것이다.

기울은 습이 통하지 못하며 습울은 열을 일으키고, 열울(熱鬱)은 담이 통하지 못하고, 담울(痰鬱)은 혈이 통하지 못하고, 혈울(血鬱)은 음식 소화가 안 되고 식울(食鬱)은 비만(痞滿)을 이룬다. 여섯 가지 울증은 서로 연관성이 있으며, 치료법은 먼저 오행을 보아 먼저 정격을 쓰고, 후에 칠정을 살펴 승격을 쓴다.

사암침법(舍岩鍼法)

1) 목울(木鬱)은 양 옆구리가 그득하고 빼근하면서 아랫배가 아프다. 우울하고 쉽게 노여워하고 가슴이 답답하고 한숨을 자주 쉰다. 한열이 학질과 같이 일어난다. 치료는 경거 중봉(+), 음곡 곡천(−)을 한다.

2) 화울은 정서 장애로 간기가 몰려서 오랫동안 낫지 않으면 화로 변

하기 때문에 생긴다. 어지럽고 머리가 아프며, 입 안이 마르고 쓰며, 성격이 조급해 지고 가슴이 답답하며, 옆구리가 그득한 감이 있다. 또 눈에 핏발이 서고, 귀 울음이 있으며, 가슴이 쓰리면서 신트림이 난다. 치료는 음곡 심해(+), 석문, 대돈, 소충(−).

3) 토울은 비위에 한습이 몰려서 가슴이 답답하고 명치 밑이 트적지근하며, 메스껍고 때로는 게우고, 배가 불러오고 대변은 묽다. 관절이 여기저기 아프기도 하고, 찬 것을 만나면 매우 아프다. 치료는 중완正, 임읍 함곡(+), 양곡 해계(−)를 한다.

4) 금울은 폐기가 순조롭게 돌아가지 못하고 폐기 불리로 수도(水道)가 통하지 못하여 기침이 나고 심협(心脇)이 그득하게 아프면서 소복이 땅기고, 혀가 마르며 목은 건조하다. 치료는 소부 어제(+), 경거 복류(−)를 한다.

5) 수울은 몸 안에 수기(水氣)가 몰리게 되는 것은 대체로 신의 기능장애와 관련된다. 신의 양기가 허함으로 수기가 몰려서 얼굴에서부터 몸 아래부분까지 붓는다. 날씨가 차면 가슴이 아프고, 허리가 무거우며, 관절이 굴신하기 어렵다. 치료는 삼리 위중(+), 속골 삼간(−)을 한다.

6) 기울은 기분이 우울하고 머리가 아프며, 가슴이 답답하면서 옆구리가 아프다. 입맛이 없으며 배가 불러오고 아프다. 말소리가 나지막하고 얼굴은 창백하다. 치료는 경거 태백(+), 소부 어제(−)를 한다.

7) 습울은 온몸이 아프며 무겁고, 머리는 모자를 쓴 것 같이 무겁고 어

지러우며 몸이 노곤하여 누워있기를 좋아 한다. 주신관절이 옮겨 다니면서 아프고, 음한(陰寒)을 만나면 통증이 심해진다. 치료는 소부 대도(+), 대돈 은백(−).

8) 열울은 눈에 막이 덮인 것 같으며, 입 마르고 소변은 붉고 탁하다. 치료는 양곡 해계(+), 임읍 함곡(−)을 한다.

9) 담울은 담기가 몰려 기분이 우울하고, 가슴이 답답하며, 옆구리가 그득하고 아프다. 치료는 음곡 곡천(+), 경거 중봉(−)을 한다.

10) 혈울은 가슴과 옆구리가 찌르는 듯이 아프고, 팔다리에 힘이 없으며, 소변이 힘없이 떨어지고 대변에는 피가 섞여 나오기도 한다. 치료는 임읍 후계(+), 통곡 전곡(−)을 한다.

11) 식울은 체증으로 헛배가 부르고 메스꺼우며, 가슴이 쓰리고 신물과 트림이 올라온다. 대변이 고르지 못하며 심하면 황달과 고창(鼓脹)이 생긴다. 치료는 석문, 중완 迎 後 (+), 통곡 전곡(−)를 한다.

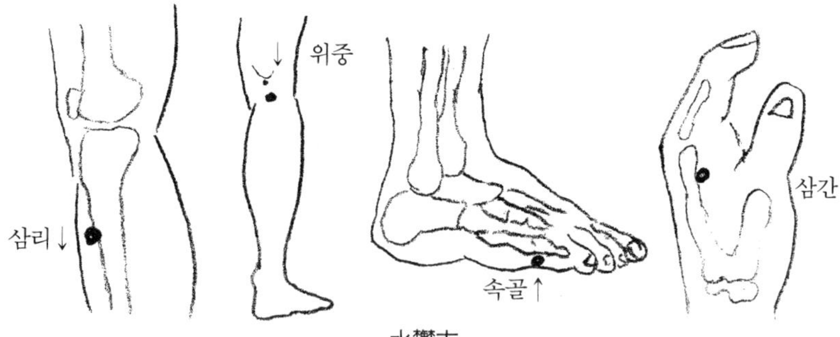

水鬱方

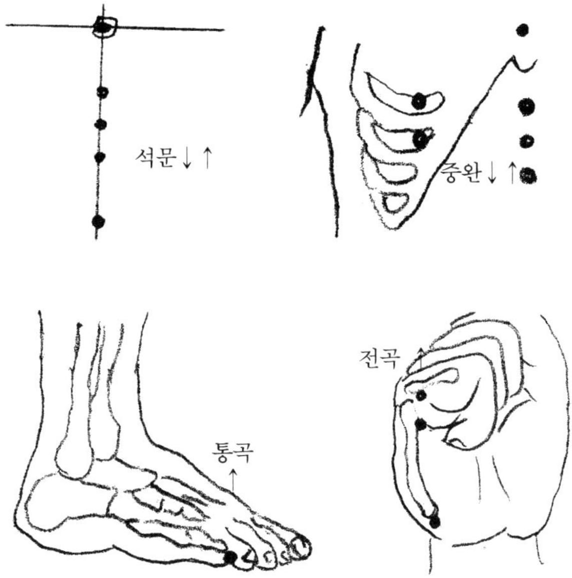

衾鬱方

면역약침(免疫藥鍼)

a) 목울의 주입처는 간유부와 간장부는 기윤제로 병행하고, 대포부는 윤제를 주입한다.

b) 화울의 주입처는 심유부와 심장부에 기윤제로 병행하고, 병풍과 회음양방에는 기제를 주입한다.

c) 토울의 주입처는 간유부와 췌장부에 기윤제로 병행하고, 천추부위는 기제를 주입한다.

d) 금울의 주입처는 견정, 폐유부, 쇄골부에 윤제를 주입한다.

e) 수울의 주입처는 간유부, 신유부에 윤제를 주입하고, 회음양방에는 기제를 주입한다.

f) 기울의 주입처는 견정, 간유부, 간장부에 윤제를 주입하고, 중완, 천추부위에 기제를 주입한다.

g) 습울의 주입처는 견정에 윤제, 신유부와 췌장부에 기제를 주입한다.

h) 열울의 주입처는 견정과 병풍에 기제를 주입하고, 간유부에 윤제를 주입한다.

i) 담울의 주입처는 견정과 간유부에 윤제를 주입하고, 간장부에 기제를 주입한다.

j) 혈울의 주입처는 간유부와 대장유부에 윤제를 주입하고, 회음양방에 기제를 주입하고, 냉락에 침을 한다.

k) 식울의 주입처는 간유부에 윤제를 주입하고, 천추부위에 기제를 주입한다.

※ 비만(痞滿) : 명치 밑이 더부룩하고 그득하다. 가슴과 배에 기가 잘 통하지 못하여 막힌 감을 느끼는 것은 비(痞)이고 그득한 감은 만(滿)인데 같이 나타남으로 비만이라 한다.

※ 고창(鼓脹) : 배가 불러오면서 그득하고 속이 비어있어 마치 북과 같다하여 고창이라 함.

사암치험 예

울증(鬱症)은 창만(脹滿)과 비슷하나 창만이 아니면서 울결(鬱結)한 것이다.

1) 30대 남자가 근육과 피부가 위황(痿黃)하고 눈동자가 부어 짓물러서며 아래 윗배도 부어 딴딴하고 양 옆구리 장문 혈 아래가 아파서 만질 수 없으며 사지 또한 약간 부어서 얼굴색이 오래 지탱하지 못할 것 같아서 처음에는 창증(脹症)으로 의심하여 치료를 망설이는데 강력히 요청함에 어쩔 수 없이 목울방(간정격)으로 치료하였더니 쾌차하였다.

2) 한 부인이 왼쪽 턱 아래 연주창이 생겼는데 결분 혈에 이르기까지 번졌으며 좌측 옆구리 상하에 천기(天氣)의 왕래가 있는 것 같고 좌측 다리 복토 혈에 종기가 생긴지 이미 17년이라 이것은 모두 간병이므로 목울방(木鬱方)으로 치료하여 유효하였다.

3) 30대 한 부인이 배꼽위에서 심(心)하부까지 창만과 같으면서 냉기가 부채질하는 것 같으면서 아프지는 않지만 이불을 감싸도 뱃속에 찬감을 느끼는지라 창만증은 비병(脾病)이며 한(寒)은 허(虛)이므로 비정격을 썼더니 유효하더라. 이것은 혈맥이 쇠약하면 비(脾)를 따뜻하게 간(肝)을 평온케 하면 된다는 바로 그것이다.

4) 한 남자가 전신이 부창(浮瘡)하고 기침이 심한지라 물어보니 생냉물(生冷物)을 많이 먹고 체증까지 있다고 하므로 비정격을 썼더니

3도에 부증(浮症)이 깨끗이 없어지고 기침도 덜 하다가 그쳤으니 습울(濕鬱)이었다.

5) 40대 한 남자가 이명으로 고통스러운데 그 소리가 방광에서부터 뱃속으로 들어와 뒷머리를 찌르는 듯이 아프고 혹은 가슴속이 울민(鬱悶)하고 혹은 등에 모닥불을 담아 붓는 것과 같으며, 혹은 재채기를 잘 하고 혹은 뱃속을 훑듯이 훅훅 달아오르고 조금 평정이 되면 양손에 부기(浮氣)를 나타내며 매번 유사하게 진행되었다. 당시 사람들은 혈증(血症)이라고 하나 한쪽 손이 더욱 심하므로 심하지 않는 손에 위정격을 썼더니 쾌차하였다. 이것은 30년 된 질환으로 열 울증이었다.

동이 임상

a) 39세인 부인은 편두통이 심하고, 가슴과 윗배가 답답하고 입도 마르고, 소변이 끝날 즈음에 찌르는 듯이 아프다고 한다. 열울방을 쓰면서 견정 간장부에 윤제를 주입하고, 간유부에 기제를 주입한 후 냉락에 침을 하는 치료를 5회 정도을 하니 두통도 사라지고 소변도 잘 본다고 하기에 이후 2회를 더 치료한 후 완쾌되었다.

b) 40세 남자가 열이 많은데 오후가 되면 더 심해지고 헛배도 불러오고 음식 생각은 없다고 한다. 근래에는 머리까지 무겁고 온몸이 노곤하여 만사가 귀찮을 지경이라기에 방광정격을 자침하니 열은 많이 내렸으나 머리와 몸이 무거운 것은 차도가 없어 다시 살펴

본 후 습울(濕鬱)로 진단하고 습울방을 쓰면서 견정 췌장부에 윤제를 주입하고, 신유부와 회음양방에 기제를 주입하는 치료를 10회 정도 했더니 완쾌되었다.

사암변증치료 의안(2)

- 간병(肝病)은 마땅히 소도대장(疎導大腸)하고 대장은 간경(肝經)을 선평(宣平)하라.
- 간에 열이 있으면 손톱이 마르고, 간이 과로하면 근육이 손상된다.
- 견비통은 습담(濕痰)이 유주(流注)하여 상초에 이른 것이다 중완에 자침하라.
- 노쇠인(老衰人)의 구병(久病)에는 먼저 허를 보하고, 건장한 젊은이의 병은 공사(攻邪)를 위주로 하여야 한다.
- 습이 중초에 머무르면 소변이 통하도록 몰아내야 한다.
- 습이 하초에 머무르면 땀을 내어 풀어 주어야한다.

제15장 담음(痰飮)

몸 안에 진액이 여러 가지 원인으로 제대로 순환하지 못하고 일정한 부위에 몰려서 생긴 병증이며, 원인은 비폐신(脾肺腎) 삼초의 기능장애와 관련된다. 일반적으로 걸쭉하고 탁한 것이 담이고, 묽고 맑은 것은 음이다.

담음 증상은 가슴과 옆구리가 그득하고, 명치 밑에서 진수음이 들리고, 멀건 침을 게우며 어지럽고, 가슴이 두근거리며 숨이 차고 입맛이 없다.

사암침법(舍岩鍼法)

1) 현음(懸飮)은 수음이 옆구리에 몰려 옆구리가 그득하고 부어 오르며, 기침할 때나 가래를 뱉을 때 옆구리 아픔이 심해지며, 몸을 돌릴 때나 숨을 쉴 때 켕기면서 아프다. 심할 때는 가슴과 옆구리가 그득하고, 열이 나며, 숨이 차고 머리가 아프다. 치료는 석문 迎, 음곡 심해(+), 소부 태백(−)을 한다.

2) 유음(留飮)은 비위의 양기가 허하여 수음이 일정한 부위에 오랫동안 머물러 있는 병증이다. 갈증이 나며 팔다리의 뼈마디가 시큰거리고 아프며, 잔등이 시리고, 숨이 차다. 유음이 머물러 있는 부위에 따라 증상이 다르게 나타난다. 만일 유음이 가슴에 있으면 숨이 차고, 옆구리에 있으면 간담의 기능이 장애되어 옆구리 아픔이 결분혈 까지 뻗힌다. 유음이 비(脾)에 있으면 배가 붓고 몸이 무거우며, 신(腎)에 있으면 음낭과 무릎이 붓는다. 치료는 양곡 삼리(+), 임읍 함곡(−)을 한다.

3) 지음(支飮)은 기침이 나고 숨이 차서 반듯이 눕지 못하고 벽에 기대어 숨쉬며, 가슴이 답답하고 그득하며, 몸은 부석부석해 보인다. 숨쉬기가 심하면 입술이 파래진다. 사지 골절이 심하게 아픈 것은 한 곳에 머물러 있지 않고 손이 마비되면서 아픈 것이 삐어서 아픈 것 같다. 음곡 곡천(+), 경거 중봉(−)을 한다.

4) 담음(痰飮)은 위장에 수액이 정체되어 있어 출렁이는 소리가 나며, 사람이 갑자기 살찌기도 하고 갑자기 살빠지기도 한다. 흉협이 그득하기도 하고, 눈이 아물거리기도 하며, 쓴물을 게우기도 한다. 치료는 소부 어제(+), 음곡 척택(−)을 한다.

5) 열담(熱痰)은 원래 담이 있는 사람이 섭생을 잘못하거나 외감 병을 잘못 치료하여 열이 속에 몰려서 생긴다. 가래가 누르면서 걸쭉하고 뱉어도 잘 나오지 않으며, 번열증이 나고 가슴이 두근거리며, 입이 마르고 대변은 굳는다. 대돈 은백(+), 신문 태백(−)을 한다.

6) 주담(酒痰)은 술을 많이 마셔 생긴 담증이다. 소화가 안 되며 술을 마신 후에 차를 많이 마셨거나, 혹 술 마신 다음 날 게우면서 음식은 싫어하고 쓴물을 게운다. 치료는 태연 태백(+), 대돈 은백(−)을 한다.

7) 적담(積痰)은 음식 소화가 안 되는 것이 원인이다. 가래가 많으며 가슴이 답답하고 입맛이 없다. 대소변이 시원치 않고 배안에서 물소리가 난다. 치료는 중완 삼리 태백(+), 대돈 함곡(−)을 한다.

8) 풍담(風痰)은 담이 간경에 몰리는 것이 원인이다. 어지럽고 눈앞이 캄캄해지며, 얼굴색이 검푸르고 가슴이 답답하며, 옆구리가 그득한 감이 있다. 묽은 가래에 거품이 섞이는 경우가 많다. 경거 중봉(+), 신문 태충(−)을 한다.

9) 울담(鬱痰)은 담이 상초에 몰려 있음인데 오랫동안 의체가 되면 담이 목구멍에 붙어 있어 배타도 잘 나오지 않고 삼켜도 잘 넘어 가지 않는다. 목구멍과 입이 마르며, 기침이 나고 숨이 차며, 얼굴은 창백하다. 치료는 태연 태백(+), 척택 음곡(−)을 한다.

10) 습담(濕痰)은 몸 무겁고 힘이 없고, 피곤과 허약으로 고생하며, 위완부가 그득하고 답답하다. 담은 미끄러워 잘 뱉어지고 얼굴은 황색이다. 치료는 척택 음릉천(+), 태연 태백(−)을 한다.

11) 한담(寒痰)은 신경(腎經)에 모여 다리와 무릎이 시리고 저리고 힘이 없다. 허리와 등이 강직되고 아프다. 본래 담이 있을 때 한사(寒邪)를 받으면 묽은 흰 가래가 나오고 숨이 차며 기침이 나고 목안

이 가렵다. 때로 오한이 나면서 열나고, 머리도 아프다. 치료는 경거 복류(+), 태백 태계(−)을 한다.

- 얼굴에 윤기가 없으며, 가슴이 두근두근 할 때는 심정격을 쓴다.
- 눈 핏발이 서고 뭔가 붙은 것 같으며 열나고 아플때는 간한격이고.
- 목마르고, 입 마르고, 가래가 많이 끼고 얼굴이 붉을 때는 심한격 이다.
- 피곤하면 입술에 물집이 생기고 부르틀 때는 소장정격.
- 거품 섞인 가래와 비린 가래는 폐승격을 쓴다.
- 목마름은 없어나 숨이 차서 헐떡일 때는 폐열격을 쓴다.
- 기침과 더불어 묽고 흰 가래가 나올 때도 폐열격이다.
- 목구멍이 아플 때는 소장정격, 침 삼키기 힘들 때는 신정격이다.
- 목구멍이 부어 물 마시기 힘들 때는 경거(+), 중저 액문 곤륜(−)을 한다.
- 머리가 어지럽고 게우기를 할 때는 협계 통곡(+), 규음 상양(−)을 한다.
- 몸은 무겁고 가슴은 답답하며 늘 피곤함을 느낄 때는 소부 대도(+), 대돈 은백(−)을 한다.
- 배꼽 주위에 통증이 있고, 아랫배가 그득할 때는 양곡 양계(+), 통곡 이간(−)을 한다.

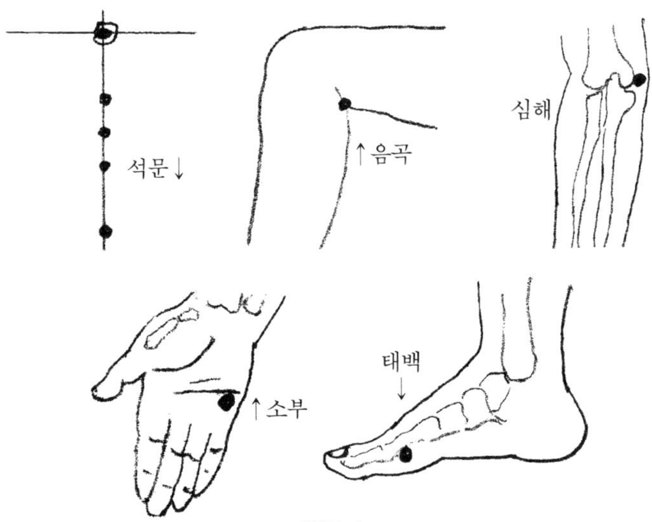

懸飮方

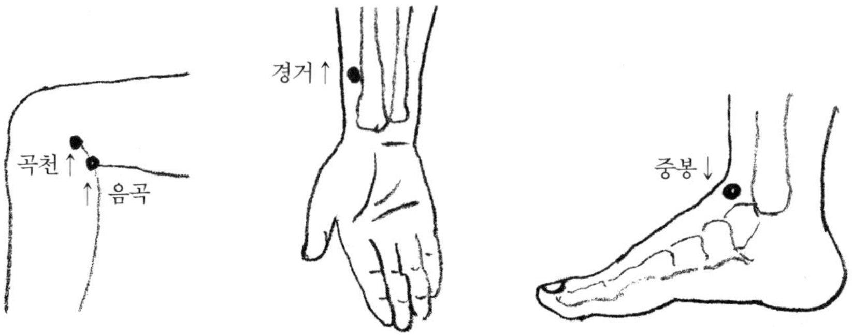

支飮方

면역약침(免疫藥鍼)

1) 현음의 주입처는 견정, 심장부, 심유부에 기윤제을 병행하고 회음 양방에는 기제를 주입한다.

2) 유음의 주입처는 간장부, 간유부에 기윤제를 병행하고, 능하 부위에는 윤제 0.05cc, 중완부위 뜬뜬한 곳에는 기제를 주입한다.

3) 지음의 주입처는 간장부, 간유부에 기윤제를 병행하고, 경거(−)에 침을 한다.

4) 담음의 주입처는 견정, 폐유, 쇄골하부, 심장상부에 윤제를 쓴다.

5) 열담의 주입처는 견정, 심장부에 윤제를 주입하고 심유부, 간유부와 회음양방에는 기제를 쓴다.

6) 주담의 주입처는 간유부와 췌장부에 기윤제를 병행한다.

7) 적담의 주입처는 견정, 간유부에 기윤제를 병행하고 간장부, 췌장부에 윤제를 주입한다.

8) 풍담의 주입처는 견정, 간유부에 기윤제를 병행하고 간장부에 윤제를 주입하며, 회음양방에 기제를 쓴다.

9) 울담의 주입처는 견정, 쇄골하부, 심장부에 윤제를 쓰고, 심유부에 기윤제를 병행한다.

10) 습담의 주입처는 견정, 쇄골하부에 윤제를 쓰고, 폐유부에 윤기제를 병행한다.

11) 한담의 주입처는 견정, 폐유부에 윤제를 쓰고, 신유부에 기윤제를 병행하고, 냉락침을 쓴다.

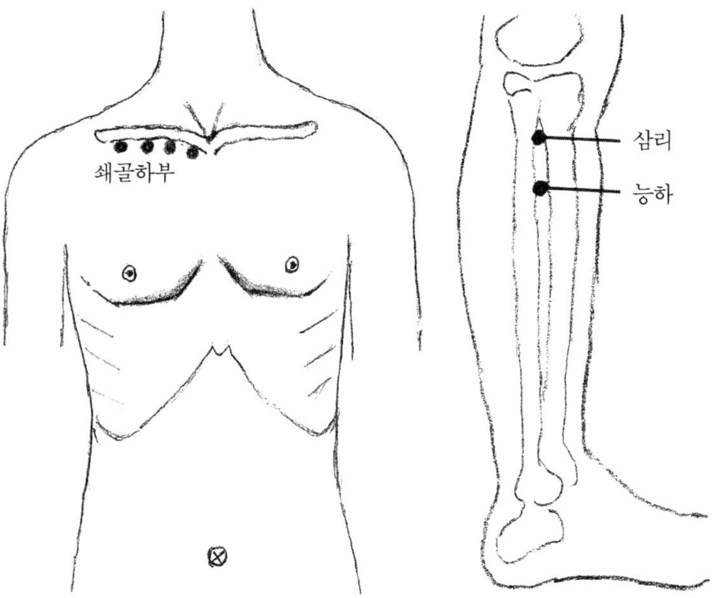

사암치험 예

탄산(呑酸)이나 구열(嘔噦)과 조잡(嘈囃)은 각각 치료법이 있지만 만약 한 사람이 세 가지 증세를 겸하였다면 폐탁(肺濁)인 것이다.

폐승격을 용(用)하여 여러 차례 치료를 하였는데 여자에게 이 증세가 많더라.

1) 40대 한 남자가 냉수에 체하여 오랫동안 낫지를 않았다고 하기에 지음방(支飮方) 간정격을 썼더니 유효하였다.

2) 50대 남자가 우측 옆구리 아래에 폐적(肺積)과 같은 것이 오랫동안 낫지 않는지라 그 사람이 오랫동안 술을 절제하지 못하였다고 하기에 태백, 태연(+) 대돈, 은백(−)를 했더니 유효하였다.

동이 임상

a) 47세 부인은 사지가 쑤시고 무릎이 아파 걷기가 힘들고, 소화도 잘 안되며 가슴이 답답하고 숨이 차다고 하는데 기운이 없어 쓰러 질 것 같았다. 유음증상 비슷하여 양곡, 삼리(+) 임읍, 함곡(−)을 하고 간장부, 간유부에 기윤제를 병행하고, 신유부에 윤제를 주입하고, 냉락 침을 쓰기를 3회를 하니 가슴이 답답하고 숨이 차는 것과 소화가 된다고 하기에 이후 5회를 더 치료하였더니 다 나은 것 같다고 한다.

b) 29세 여자는 입 마르고 가슴이 답답하며, 얼굴이 자주 후끈 달아오르고, 변비까지 겸하고 있다고 한다. 병원 처방을 받아 두 달이 넘도록 복용해도 아무런 반응이 없다고 한다. 증상으로 보아 열담(熱痰)으로 판단하고 열담방(熱痰方)을 쓰고, 견정, 심장부에 윤제를 주입, 심유부, 간유부, 회음양방에 기제를 주입하는 치료를 2회에 호전되고 7회에 완쾌되었다.

c) 33세 부인은 전신이 나른하고 오한(惡寒)과 식욕이 없으며 미열(微熱)이 있을 때 두통까지 겸한다고 한다. 복진(腹診)을 해보니 마찰음이 나고 또 종괴(腫塊)가 만져지는 것이 복막염으로 판단되어 간장부와 늑골하에 기제를 쓰고, 간유부에 윤제, 회음양방에 기제를 주입하고 복약으로 소건중탕(小建中湯)을 6첩을 지어 복용시켰더니 미열과 두통이 사라지고 식욕도 살아난다고 한다. 이후 5회를 더 치료하니 완쾌되었다.

d) 32세 부인은 소화불량에 식욕이 없으며 먹기만 하면 가슴이 답답하고 두근거리며 명치 밑도 뜬뜬 하다고 한다. 비적으로 진단하고 삼리, 태백(+)하고 임읍, 함곡(−)에 자침하고, 간장부와 췌장부에 윤주를 주입하고, 견정과 간유부에 기제를 주입하는 치료를 4회에 말끔히 나았다.

☀구열(嘔噦) : 재채기.

☀조잡(嘈雜) : 배고픈듯하면서도 고프지 않고, 배아픈듯하면서 아프지 않으며, 가슴이 몹시 답답하고 괴로워 안정하지 못한다. 명치아래가 쌀쌀하면서 괴로운 증을 말한다.

도움말

능하 혈은 족삼리 1치 아래를 더듬어 보면 쉽게 찾을 수 있다. 좌골 신경통에도 자주 쓰는 혈이다. 담음의 만성과 노인과 허약자에게 윤제를 주로 쓰기는 하지만 열성은(제외) 주위에 해당 이외의 증상도 점검해서 나누어 치료하면 대단히 효과적이다.

사암변중치료 의안(3)

- ☀ 습병에 땀을 많이 내면 풍증(風症)을 이루고, 습은 무거워 하초에 많다.
- ☀ 습이 간경에 있으면 풍담(風痰)이라 하고, 심경(心經)에 있으면 열담(熱痰)이라 한다.
- ☀ 습이 비경에 있으면 습담(濕痰)이라 하고, 폐경에 있으면 기담(氣痰)이라 한다.
- ☀ 습이 신경(腎經)에 있으면 한담(寒痰)이라 한다.
- ☀ 윗입술에 부스럼이 있으면 장(腸)에 기생충이 있는 증후이다.
- ☀ 아래 입술에 부스럼이 있으면 항문으로 기생충이 나오는 증후이다.

제16장 해수(咳嗽)

고전에 기침을 하면서 가래는 나오지 않고 기침소리만 나는 것을 해(咳)라 하고, 기침소리는 나지 않으면서 가래만 나오는 것을 수(嗽)라고 하는데 기침소리와 가래가 다 있는 것을 해수라 하였다.

그러나 지금은 구별하지 않고 해수로 쓴다. 주로 외사가 폐를 침범하거나 내상으로 다른 장부의 병변이 폐에 영향을 주어 생긴다.

대개 해수는 가을 겨울에는 실증이고, 봄가을에는 허증이다.

사암침법(舍岩鍼法)

1) 간풍수(肝風嗽)는 풍이 폐를 범한즉 코가 막히고, 입이 마르며, 목안이 벌겋게 붓고 아프며 말할 때 기침이 난다. 치료는 슬관에서 곡천까지 횡자(横刺), 대돈 용천(+) 태연 태충(−)을 한다.

2) 열담수(熱痰嗽)는 서열(暑熱)에 상하여 나는 기침인데 번열이 있고, 입 안에 열이 나면서 물마시기를 즐기고 혹은 거품이 섞인 침을 게

우기도 하고, 목소리가 쉬기도 하고, 피를 게우기도 한다. 치료는 천돌 사(斜), 대돈 소충(+), 신문 태계(−)을 한다.

3) 폐기수(肺氣嗽)는 상한 기가 쌓여서 기침을 하게 되는데 담과 침이 뭉치는 것이 특징이다. 혹은 담이 못 쓰게 된 솜과 같다. 혹은 인후에 매실 씨앗이 걸린듯하여 뱉어도 나오지 않고, 삼켜도 내려가지 않는다. 부인들에게 많이 있다. 치료는 천돌 사(斜), 음곡 경거(+), 태백 태연(−)을 한다.

4) 신한천(腎寒喘)은 폐가 한에 상하면 기침할 때 움츠리고 목소리도 막힌다. 열이 있는데 한기는 심하고 땀이 없어지면서 오한에 번조하나 목마르지는 않다. 한이 심할 때는 기침을 많이 한다. 치료는 경거 복류(+), 태백 태계(−)을 한다.

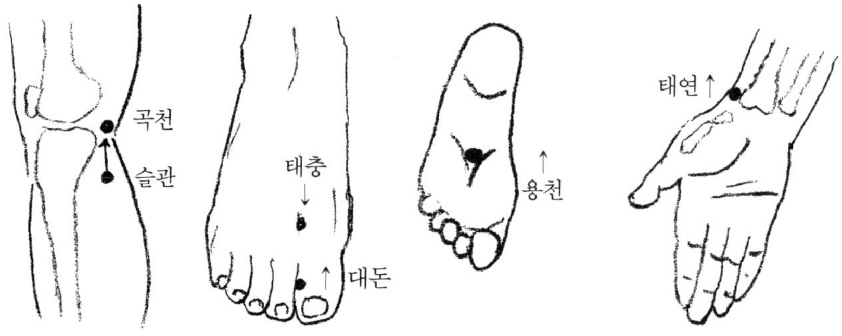

肝風嗽方

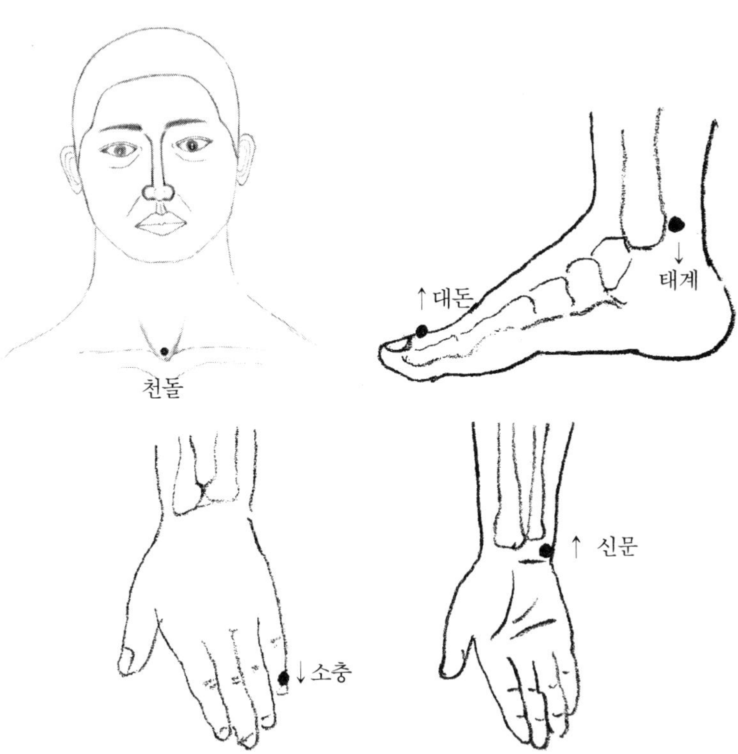

熱痰嗽方

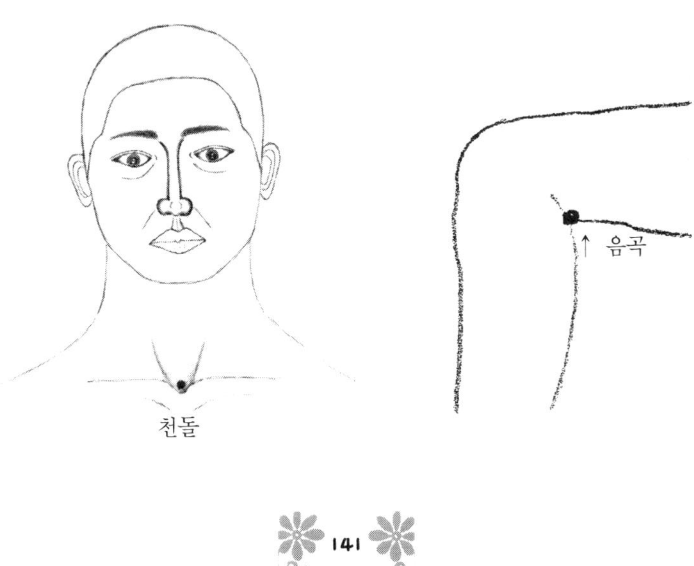

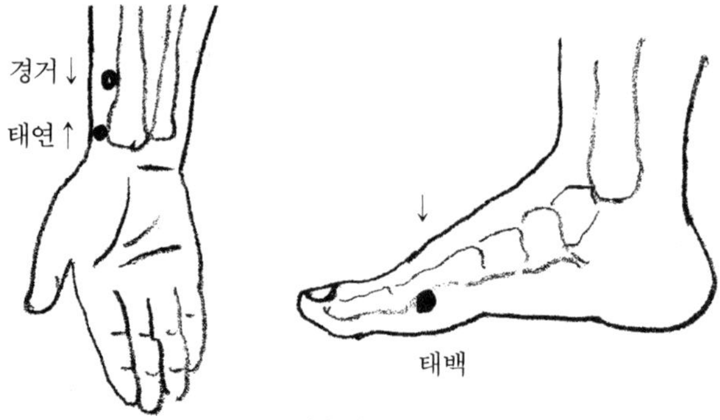

肺氣嗽方

면역약침(免疫藥鍼)

a) 간풍수의 주입처는 견정, 쇄골하부, 폐유부에 윤제를 간유부에 기제를 주입한다.

b) 열담수의 주입처는 견정, 병풍에 기제를 주입하고, 쇄골하부, 심장부에 윤제를 주입하고, 폐유부에 윤기제을 병행한다.

c) 폐기수의 주입처는 견정, 쇄골하부, 천돌양방, 식도부에 윤제를 주입하고, 폐유부에 윤기제 병행한다.

d) 신한천의 주입처는 견정, 쇄골하부, 폐유부에 윤제를 신유부에 윤기제를 병행한다.

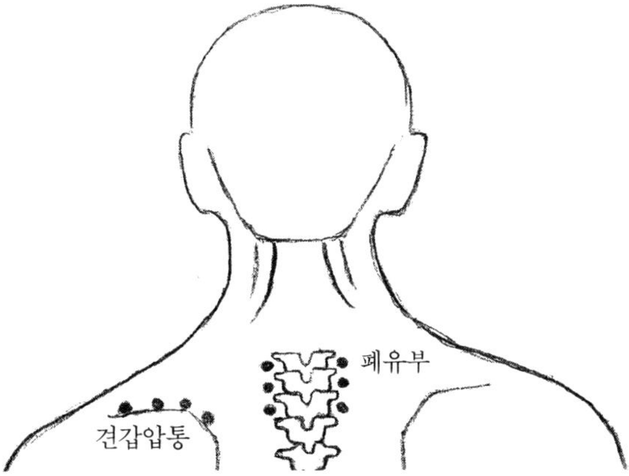

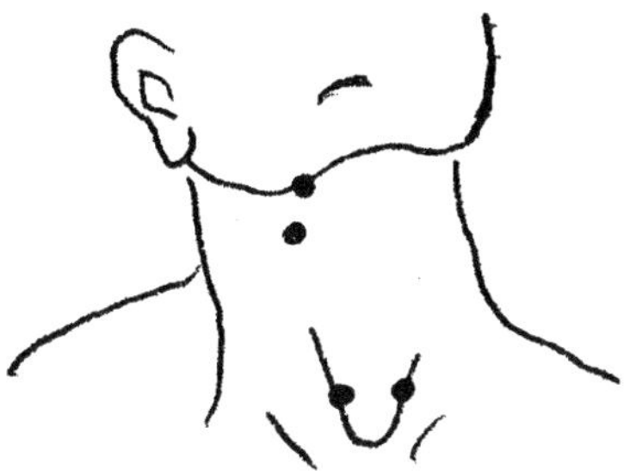

사암치험 예

해수는 원래 심간폐신(心肝肺腎)의 네가지 증상이 있지만 비토(脾土)에 의지해 협조하는데 혹은 어혈(瘀血)이 있으면 어혈방(瘀血方) 태연, 태백(+) 곡지(−)로 다스리고, 혹은 과로하고 지치면 노채방(勞瘵方) 소부, 태백, 경거(+)기해, 심유(−)로 다스린다.

원방(元方)과 아울러 찰색(察色)으로 분리치료하면 효험이 많이 있었다.

1) 50대 한 남자가 때로는 울기(鬱氣)가 있고 항상 냉수를 많이 마시므로 처음에는 심증(心症)인가 의심하여 치료를 하였더니 효험이 없었다. 환자에게 들어보니 중년에 상처(傷處)가 많다고 하여 어혈방(瘀血方)으로 다스렸더니 유효하였다.

2) 60대 남자가 해수(咳嗽)가 있으면서 음경(陰莖)이 항상 빳빳하여 매일 밤 6~7회 씩 성교를 해도 빳빳하기는 마찬가지여서 밤낮으로 잠을 이루지 못하며 양다리는 몰려 저리고 손도 또한 퍼석하며 마르는지라 심신(心腎)의 허증과 상관된 것으로 생각하고 대돈, 소충(+) 태백, 태계(−)를 하였더니 수도에 쾌차하였다.

3) 60대 한 남자가 기침할 때 가슴이 결리고 아픈지 일주일이 되었다고 하기에 현음방(懸飮方)으로 치료 하려다가 용천혈 부위에 상처 흔적이 있어 물어 보았더니 30년 전에 생긴 상처라 하여 어혈방(瘀血方)을 썼더니 금방 효과가 나타났다.

동이 임상

a) 16세인 학생은 열이 나면서 목구멍이 아프고 기침을 연이어 하는데 머리까지 아프다고 한다. 상한(傷寒)으로 보여 견정, 쇄골하부, 폐유부에 윤제를 주입하고, 마황탕 3첩을 지어 복용시켰더니 효과

있어 약침으로 한 번 더 치료하였더니 말끔해 졌다.

사암변증치료 의안(4)

- 객혈(喀血)이나 타혈(唾血)은 신음(腎陰)이 허하고 화가 성하여 오는 출혈(出血)로 원인은 신장(腎臟)에 있다.
- 위증(痿症)은 간신(肝腎)의 손상(損傷)에서 온다.
- 마른기침에 담이 없는 것을 울수(鬱嗽)라 하는데 이는 신수부족에 화가 성하기 때문이다.
- 심줄이 강직(强直)한 것은 모두 습에 속하였다.
- 음식을 많이 먹어도 소기(小氣)한 것은 습이 아래 머무르기 때문이다.
- 음식을 적게 먹는데 다기(多氣)한 것은 사(邪)가 위폐(胃肺)에 있기 때문이다.
- 구토(嘔吐)는 모두 화에 속하였으며, 구취(口臭)는 모두 위열(胃熱)에서 온다.
- 기(氣)는 정신의 본질이며, 치밀어 오르는 것은 모두 폐에 속하였다.
- 기허(氣虛)하면 다한(多汗)하고, 혈허(血虛)하면 무한(無汗)한다.
- 기쇠(氣衰)하면 신냉(身冷)하고, 혈쇠(血衰)하면 부경(膚硬)한다.
- 기병(氣病)은 아픈데 아프지 않으면 허증이다.
- 몸의 어느 한 부위나 어느 한 장기의 기능이 장애되어 쓰지 못함은 기(氣)가 낳은 병이다.
- 기울(氣鬱)한 병은 부종(浮腫)을 많이 겸한다.

제17장

종창(腫脹)

고전에 모든 습종(濕腫)과 종창, 비만(痞滿)은 비토(脾土)에 속한다고 하였다. 또 이르기를 배가 장대(腸大)한 것은 모두 열에 속한다. 무릇 비장이 허하여 능히 수분(水分)을 제어하지 못하면 양쪽 눈자위와 수족으로 망행(妄行)하여 부종을 나타내는데 이를 일러 수종(水腫)이라 한다. 또는 배가 북같이 부어올랐으나 양쪽 눈자위와 사지가 붓지 않는 것은 일러 창만(脹滿) 또는 고창(鼓脹)이라 한다.

종(腫)은 가벼운 증상이나 창(脹)은 무거운 증상이다. 의사가 능히 허실을 알면 병이 깊다 하여도 어찌 다스리지 못하랴!

사암침법(舍岩鍼法)

1) 습창은 뱃속이 그득하고 답답하며, 위완부가 아프고 코에서 탄 냄새가 나서 음식을 먹지 못하며, 갈증과 가슴이 답답하고, 소변은 붉고 시원치 않으며, 대변은 굳고 변비가 있다. 치료는 기해 영(迎), 양곡(+), 임읍 함곡(−)을 한다.

2) 열창은 양실음허(陽實陰虛)증으로 술이나 기름진 음식에 의해 습열이 중초에 몰리거나 기울(氣鬱)이 화로 변하여 생긴다. 음식은 평소와 같이 먹으나 배가 불러올라 트적지근하며, 입이 마르고 찬 것을 즐기며, 대변은 굳고 소변은 붉다. 석문 영(迎), 음곡 심해(+), 태백 신문(−)을 한다.

3) 기창(氣脹)은 스트레스로 기혈 순환이 원활치 못하고, 승강(昇降)이 잘 안되어 생긴 병이다. 배가 몹시 불러오고 두드려 보면 속이 빈 소리가 나고 트림이나 방귀가 나간 다음에는 속이 좀 편안해 지며, 팔다리가 여위고 입맛이 없다. 치료는 고황(+), 소부 노궁 영(迎), 용천 연곡(−)을 한다.

4) 곡창(穀脹)은 음식 조절을 잘못하여 생긴다. 위완부가 그득하고 빵빵하며, 가슴이 답답하고 신트림이 나며 입맛이 없다. 배꼽이 돌출되기도 하고, 아침밥은 잘 먹어나 저녁밥은 잘 먹지 못한다. 치료는 중완 正, 신문 태연(+), 어제 대도(−)을 한다.

- ☻ 소변량이 많을 때는 해계 양계(+), 전곡 이간(−).
- ☻ 소변이 붉고 양이 적을 때는 전곡 이간(+), 곤륜 양계(−).
- ☻ 소변이 탁하고 기름방울 튕길 때는 간정격을 쓴다.
- ☻ 소변이 붉고 누럴 때는 비한격을 쓰고, 뿌옇게 나올 때는 비정격을 쓴다.
- ☻ 소변에 피가 섞이거나 시원치 못할 때는 척택 곡천(+), 소부 행간(−)을 한다.
- ☻ 소변이 시원치 않고 잘 나오지 않을 때는 삼리 위중(+), 임읍 속골(−)을 한다.
- ☻ 소변을 자주 보는 빈삭에는 담정격이 좋다.
- ☻ 요실금에는 소장정격을 쓰고 다음에는 간정격을 쓴다.
- ☻ 열성변비에는 증상에 따라 방광정격을 쓰고, 습성에는 대장정격을 쓴다.
- ☻ 배꼽주위가 경결되었을 때는 대장정격에 비정격을 쓴다.
- ☻ 위완부가 빵빵하고 답답할 때는 대돈 은백(+), 경거 상구(−)을 한다.

- 하복부가 아프면서 땅길 때는 간정격이고, 땅기고 신트림이 날 때는 간승격이다.
- 위완부 고창에는 중봉 행간(−)만 해도 좋아진다.
- 윗배가 냉할 때는 비정격, 아랫배가 냉할 때는 소장정격이다.

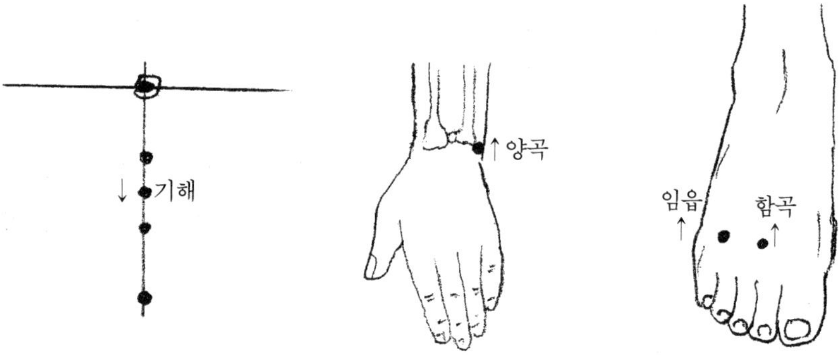

濕脹方

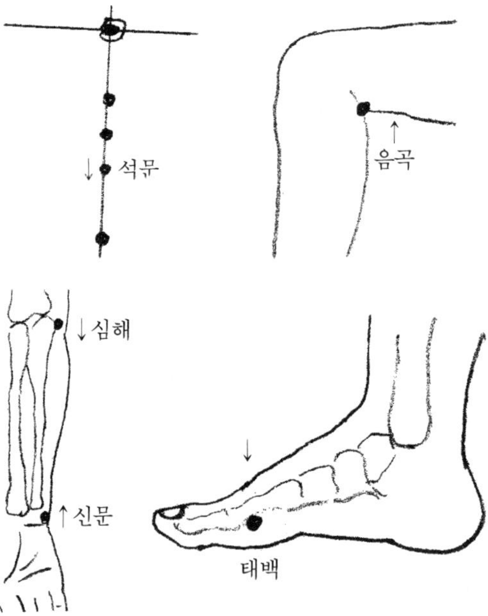

熱脹方

면역약침(免疫藥鍼)

a) 습창의 주입처는 간장부, 중완, 간유부, 간유부2, 대장유부에 윤제 위주로 주입한다.

b) 열창의 주입처는 병풍에 기제, 견정, 간유부, 간장부에 윤제 위주로 주입한다.

c) 기창의 주입처는 병풍과 회음양방에는 기제를 쓰고, 견정, 폐유부, 심유부, 간유부에 윤기제를 병행하여 주입한다.

d) 곡창의 주입처는 간유부, 간장부, 췌유부에 윤기제를 병행하고, 중완 대거에는 기제를 쓰고, 냉락침을 쓴다.

사암치험 예

종창(腫脹)은 참으로 치료하기 어려운 증으로 쉽게 응하여 치료하지 않으려 했으나 피치 못할 관계로 환자에게 시침(施鍼)을 하였다.

어떤 환자는 자침 후에 미미하게 효과가 있기도 하였고 또 자침 후에 다시 재발하는 경우도 있어서 완치를 기약하기 어렵다고 하겠다. 이를 두고 세속에서는 난치질환이라고 하였다.

1) 10세 전후의 한 남자아이가 여름철에 전신이 창만(脹滿)하여 심

※ 기울(氣鬱) : 스트레스로 간기가 울결(鬱結)되어 생긴다. 기분이 우울하고, 머리 아프고, 가슴이 답답하고, 옆구리 아프고, 입맛 없으며, 배불러 오고 아프며 트림이 난다.

정격으로 치료하였더니 불과 2~3도에 나았다. 이런 사람이 부지기수였는데 남자의 음경과 여자의 음문이 종창하는 것도 또한 이것이다.

2) 40대 남자가 원기는 장대한데 술과 떡 종류를 많이 먹고 별안간 식체와 같이 수일 동안 편안치 못했는데 이로 인하여 종창이 되고 머리와 얼굴 사지도 이와 같이 부어서 앉거나 눕더라도 돌아눕지를 못하였다. 식체로 의심하여 내정(內庭) 사(瀉)를 몇 차례나 했는데도 효험이 없어서 곡창방(穀脹方)으로 치료하였더니 일도에 나았다.

3) 한 남자가 전신에 종창하였다가 외측은 말끔히 나았는데 음낭, 음경은 종창과 마찬가지였는데 여름철이라 심허(心虛)와 같은 증이므로 이것은 이질(痢疾)의 후유증으로 신수(腎水)가 도 넘침에 신승격으로 치료하였더니 일도에 좋아지고 이도에 쾌차하였다.

동이 임상

a) 31세 장사하는 젊은 남자는 끼니를 자주 거르는데 먹을 때는 폭식을 한다고 한다. 얼마 전 부터는 배는 창만하고, 가슴은 답답하며 소화제를 먹어도 먹을 때 뿐이고 결리기까지 한다고 한다. 간유부에 기제를 주입하고, 곡창방을 썼더니 가스가 배출되면서 한결 시원해 졌다고 한다. 이후 3회를 더 치료하니 완쾌되었다.

사암변증치료 의안(5)

- ☀ 남자의 병은 먼저 신경(腎經)의 허실을 살펴야 하고, 여자의 병은 먼저 월경의 순조로움을 살펴야한다.
- ☀ 남자는 기를 위주로 살펴야 하고, 여자는 혈을 위주로 살펴야 한다.
- ☀ 내상(內傷)이 변하여 모든 병을 낳는다.
- ☀ 습열(濕熱)로 인한 내상(內傷)은 적탁(赤濁)과 백탁(白濁)을 낳는다.
- ☀ 뱃속에 한담(寒痰)이 있으면 등(背)이 얼음 같이 차다.
- ☀ 다음(多飮)하면서 소변을 자주 보는 것은 열중(熱中)이고, 다식(多食)하면서 소변을 자주 보는 것은 소중(消中)이다.
- ☀ 담이 성하면 소중(消中)이 되고, 저병(疽病)은 습열(濕熱)을 瀉한다.
- ☀ 전광(癲狂)은 담병(膽病)이나 심보(心補)를 주(主)로 한다.
- ☀ 대한(大汗)하면 기가 상하고, 대하(大下)하면 혈이 상한다.
- ☀ 도한(盜汗)은 음을 補하고 강화(降火)하여야 한다.
- ☀ 열이 없으면서 오한(惡寒)하는 것은 병이 음에서 생긴 것이다.
- ☀ 열이 있으면서 오한(惡寒)하는 것은 병이 양에서 생긴 것이다.
- ☀ 두면(頭面)은 양이 모이는 곳으로 무냉(無冷)하면은 아프다.
- ☀ 면병(面病)은 전부 위(胃)에 속하여 있다.
- ☀ 한이 없으면서 신열(身熱)한 것은 양기가 유여(有餘)하기 때문이다.

제18장 적취(積聚)

고전에 이르기를 적취는 족태음 비경에 속하였고 비위의 기가 쇠하면 적취의 원인이 된다고 하였다.

적은 오장에서 생기고, 취는 육부에서 생긴다고 한다. 또한 적은 음기 즉 정적(靜的)이고, 한 곳에 생기기 때문에 아픔도 일정한 곳에 나타나며, 경계가 뚜렷하지만, 취는 양기 즉 동적(動的)으로 한 곳에 생기지 않고 왔다갔다 하기 때문에 아픈 곳도 일정하지 않다고 하였다.

적취는 정기가 허할 때 외감, 음식, 칠정, 타박 등으로 기, 혈, 담이 몰려서 생긴다. 뱃속에 있는 덩어리가 일정한 형태를 갖고 굳으며, 만져지면 적이다. 일정한 형태가 없어 손으로 만져지지 않고 스스로 다른 곳으로 이동하거나 없어지는 것은 취이다.

사암침법(舍岩鍼法)

1) 간적(肝積)은 간기가 잘 통하지 못하거나 간에 어혈이 모여 생긴다.
   안색이 퍼렇고, 양 옆구리 아래에 갱물(덩어리)이 만져지며 아픈데 아픔은 아랫배로 뻗히며 발이 차고, 기침과 구역질을 하며 오랫동안 잘 낫지 않는다. 치료는 간정격을 쓴다.

2) 심적(心積)은 기혈이 몰려서 생긴다. 뱃속이 달아오르고 안색이 붉고 목마르고, 팔뚝같이 뻣뻣한 것이 배꼽에서 일어나 명치까지 뻗히고 오랫동안 낫지 않으며 가슴이 그득하고 답답하다. 치료는 심정격을 쓴다.

3) 비적(脾積)은 비허로 기가 몰려 생긴다. 얼굴빛이 누렇고 위완부에 잔을 엎어 놓은 것 같은 것이 있어 이것이 막혀 통하지 못하는데 배가 고플 때에는 줄어들고 배가 부를 때는 그득하고, 구역이 나고 설사를 하며 점차 살이 빠진다. 오래되면 잘 낫지 않고 팔다리도 가누지 못한다. 치료는 비정격을 쓴다.

4) 신적(腎積)은 신기나 간기가 치밀어 생긴다. 얼굴빛이 검고 아픔이 아랫배에서 발작하여 명치 밑까지 치밀어 오르는 것이 마치 돼지새끼가 뛰어 다니는 것처럼 오르내린다고 하여 분돈이라고 하였다. 배가 고플 때 나타나고 배가 부를 때에는 작아지며, 허리가 아프고 시력이 나빠진다. 병이 오래되어도 낫지 않게 되면 숨이 차고 기운이 치밀어 골위(骨痿)가 되는 수가 있다. 치료는 신정격 또는 중완正, 석문 영(迎), 기해 천추 삼리 삼음교 혹사혹정(或瀉或正)한다.

5) 폐적(肺積)은 폐기가 위로 치밀어 생긴다. 얼굴빛이 허옇고 우측 옆구리 밑에 잔을 엎어놓은 것 같은 것이 있어 숨이 찬데 오래도록 낫지 않으며, 오싹오싹 춥고 열이 나며 기운이 치밀어 오르고 잔등

까지 아프며 눈이 어둡고, 잊어버리기를 잘하며 심하면 피부 속으로 벌레가 기어 다니는 것 같이 스믈스믈하고 혹 침으로 찌르는 것 같이 아프기도 한다고 한다. 치료는 폐정격을 쓴다.

- 소화불량, 양옆구리 그득하며 은은하게 아플 때는 비정격.
- 우 협통은 폐정격, 좌 협통은 간정격.
- 가슴 답답하고, 옆구리가 아플 때는 담승격이다.
- 눈 밝지 못하고, 좌측 옆구리가 아플 때는 간정격.
- 가슴과 옆구리가 더부룩하고 귀가 잘 안 들리면 간한격.
- 흉협이 그득하고 신트림이 날 때는 폐승격을 쓴다.
- 음식물 게우기를 잘 하고 소화불량에 속이 더부룩할 때는 협계 내정(+), 양계 해계(−)를 쓴다.
- 빈삭(頻數)은 대장승격, 빈삭에 시원치 않을 때는 소장정격.
- 대변이 시원치 않을 때는 비승격을 쓰고, 소변량이 적거나 탁할 때는 신정격을 쓴다.

면역약침(免疫藥鍼)

a) 간적의 주입처는 견정, 간장부에 윤제를 간유부에는 윤기제를 병용하며, 적에는 기제를 쓰고, 냉락침은 11시.

b) 심적의 주입처는 견정, 심장부에 윤제를 쓰고, 심유부에 윤기제를 병용하며, 병풍, 회음양방에 기제를 쓴다.

c) 비적의 주입처는 견정, 췌장부에 윤제를 쓰고, 간유부에 윤기제를 병용하며, 적에는 기제를 쓰고 냉락침은 2시 방향.

d) 신적의 주입처는 견정, 신유부에 윤기제를 병용하고 관원과 천

추부위와 적에는 기제를 쓰고 냉락침은 요추 방향으로 기향을 보낸다.

e) 폐적의 주입처는 견정, 쇄골하부에는 윤제를 폐유부에 윤기제를 병용한다.

사암치험 예

오적(五積)은 구별은 간단하나 치료법을 모르면 만에하나 살릴 수 없는 증이다. 우리나라 남부는 지세가 낮아 물길이 정체된 곳이 많아 오랫동안 오염되어 맑게 흐르지를 못한 탓에 먹으면 사람이 병들게 된다. 심(心)은 음화(陰火)이기에 내상(內傷)을 입기 쉽다. 수기(水氣)에 타격을 받으면 心이 먼저 손상을 입게 된다. 원래 수토병(水土病)에 대한 처방이 없으므로 다만 심적복량(心積伏梁)이라 하지만 누구도 그 이치를 모르는 것 같다. 실내에 서너 사람이 있어도 어떤 사람은 체(滯) 했다고 하고, 또 어떤 사람은 담(痰)이라 하여 삭혀 없어지게 하여야 한다고 하나 이 모두 효과를 보지 못하고 오히려 수명을 단축하는 화를 초래하는 것은 다른 까닭이 아니라 사기가 모이면 그 기가 반듯이 心을 허하게 하기 때문이다. 음수(陰水)가 心을 누르면 심기(心氣)가 허하니 소산(消散)한들 어찌 감당하랴. 심정격을 행하여 허하게 된 심기(心氣)을 보하고, 날뛰는 水를 사(瀉)한다면 어찌 호치라 아니 하겠는가. 이것은 활인(活人)의 으뜸 방이다. 눈에 노랗게 황단이 올 때는 연곡을 사(瀉)하고, 해수(咳嗽)를 할 땐 태백, 태계를 사(瀉)한다. 심장성 해수증(咳嗽症) 해수편(咳嗽編)을 눈여겨 살펴 볼 것을 권한다.

1) 30세 한 남자가 적기(積氣)가 심하부(명치)에서 왼쪽 옆구리까지 연하여 있으므로 사람들이 간적(肝積)이라 하여 다스려도 별 효험이 없어서 나중에 나에게 올 때는 눈이 노랗고 소변도 역시 황적(黃赤)하며, 매일 설사를 두세 번 정도 하는지라 복량(伏梁)으로 치료하였더니 일도에 설사가 그치고 사도에 쾌차하였다.

2) 20대 남자가 위완부에 적이 있어 누르면 통증이 심하고 2~3개월 간격으로 혹은 변혈(便血)이 있는지라 비적방(脾赤方)으로 치료하니 유효하였다. 그러나 변혈은 비병(脾病)으로 신(腎)으로 전이되어 그런 것인가? 나머지는 기록하지 않았다.

3) 10세 남자 아이가 배꼽위에 심적(心積)으로 찼는데 가운데 층에 생긴 것이 가장 길어서 복량 방으로 치료하였더니 삼도에 쾌유하였다. 그 아버지가 자식을 여섯이나 두었는데 모두 이병으로 죽었다고 한다.

4) 15세 남자 아이가 늦여름 가을 초입에 별안간 부종이 발생하였는데 사지, 흉복, 음낭음경이 그득하게 부운데다 양쪽 눈을 뜨지 못한지가 5일 된 지라 처음에는 심경이 수사(受邪)한 것으로 의심하여 심정격을 썼더니 일도에 양 눈은 조금 뜨고 4~5도 에도 부종은 깔끔이 낫지를 않아 다시 심하(心下)를 진찰해 보니 복량이 있어 이후로 3개월 간 치료하니 말끔히 나았다.

5) 14세 남자 아이가 학질(瘧疾)로 아픈지가 이미 5개월, 몸이 수척하

여 진찰해보니 심하부에서 배꼽주위 까지 적이 생겨 복량으로 치료하였더니 이도에 통증이 그치고 4도에 쾌차하였다.

6) 30대 남자가 양다리 안쪽 복사뼈 앞이 절골 된 것 같은데 그 연유를 알 수 없더니 그 사람 사는 동네 물맛이 좋지 않다고 하는데 심하를 만져보니 적이 있어 심적방(心積方)으로 치료하였더니 삼도에 족병(足病)이 효과가 있으면서 평일과는 조금 다른지라 또 치료하였더니 점점 나아서 능히 식사도 하고 기운도 회복하더라.

동이 임상

a) 44세 부인은 가슴이 답답하고, 옆구리가 뜨뜬 한데다 얼마 전 부터는 속이 더부룩하면서 소화도 잘 안된다고 한다. 심유부와 간유부에 기제를 주입하고, 척택, 곡천(+)하고 소부, 행간(−)를 3회 치료를 하였더니 쾌차 하였다.

b) 51세인 부인은 심하(心下)가 답답하여 만져보니 손바닥 모양의 적이 뜨뜬하게 감지가 되는데 체 하기도 잘하고 남편이 조금만 소리를 질러도 가슴이 두근거려 밤새도록 잠을 못 이룬다고 한다. 심유부와 간유부에 윤제를 주입하고, 복량방을 썼더니 많이 좋아 졌다고 하기에 5회를 더 치료하였더니 거의 다 나은 것 같다고 하더라.

c) 음식에 민감한 36세인 부인은 음식 먹은 것이 기분에 따라 잘 체

☀ 복량=심적(伏梁=心積)

하고, 술도 기분이 좋을 때는 독주를 많이 마시는 편이며, 근래에는 사지가 어둔하고 설사를 자주 하는데 설사를 하고 나면 현기증까지 있다고 한다. 복진을 해 보니 배꼽아래 냉적(冷積)이 잘 발달이 되고, 상복부에는 제법 큰 적이 감지가 되어 비적방(脾積方)을 쓰고, 간유부에 윤제를 3회 정도 주입하였더니 적이 반으로 줄고 설사가 멎었다기에 이후 4회를 더 치료하였더니 완쾌되었다.

사암변증치료 의안(5)

- ☀ 적취(積聚)증은 양협간(兩脇間)에 있으면서 때때로 통증을 유발한다.
- ☀ 비대인(肥大人)의 혈은 실하지만 많은 습을 끼고 있다.
- ☀ 외소인의 혈은 허하고 화(火)는 많다.
- ☀ 비폐신(脾肺腎)은 음중에 음(陰)이기는 하나 항상 그 음이 부족할까 염려스럽다.
- ☀ 비위(脾胃)에 병이 있으면 사지(四肢)를 쓰지 못한다.
- ☀ 비폐(脾肺)에 한이 맺혀 있으면 기를 화(化)하게 하면 된다.
- ☀ 사지(四肢)말단은 비위(脾胃)에 속하였다.
- ☀ 학질, 광증, 수종, 각기(瘧疾, 狂症, 水腫, 脚氣)의 병은 補하지 않아야 한다.

제19장 노극(勞極)

음기(陰氣)가 정적일 때 정신의 안정을 찾게 되고, 기가 요동하게 되면 음식을 배로 먹게 되어 장위(腸胃)가 상하게 된다. 피로가 심하면 몸과 기운이 쇠약해 진다.

즐기고 생활하는 것을 과하게 취하면 정(精)이 상하고 피로하여 때로 화가 동(動)하는 가운데 피로까지 자주 겹치면 점차적으로 신정(腎精)이 고갈된다. 원기가 쇄약해지면 유정(遺精), 해수(咳嗽), 경폐(經閉), 황홀(恍惚)등이 발생하는 것을 내상(內傷)이라 하였다.

사암침법(舍岩鍼法)

1) 상정(傷精)은 조한(潮汗), 담수(痰嗽)와 함께 먹지를 못하고 정신이 혼미하여 눕기를 즐기고, 유정(遺精)과 뼈마디가 시고 아픈 증상이다. 치료는 대돈 음곡 경거 태백 소부(+), 삼리 양지(−)을 한다.

2) 노극(勞極)은 노력과 힘씀이 넘치고, 즐기는 일에 과욕을 부리면 피로가 극에 달하게 되며, 정을 상하게 된다. 치료는 경거 소부 태백

(+), 기해 심유(−)을 한다.

3) 진원고갈(眞元枯渴)은 정이 상하고 피로가 극에 달하고 정이 고갈되었을 때 치료는 경거 통곡(+), 중완 양곡 양지(−)을 한다.

4) 원기쇠약은 정이 상하고 피로가 극에 달하고 피로가 오래되어 원기가 쇠약할 때 치료는 태연 태백(+), 지구 연곡(−)을 한다.

- 정이 상하고 피로 누적으로 유정(遺精) 증상일 때는 신정격.
- 정이 상하고 피로 누적으로 정신이 맑지 못할 때는 석문 영(迎), 기해(−), 양계(+), 태백(−).
- 상정(傷精)과 피로가 오래되어 가위에 눌릴 때는 소장정격.
- 극심한 피로와 어지럼증에는 노극(勞極)치료, 혹은 대장정격.
- 피로누적, 눕기 즐기고, 안색이 누럴 때는 비정격이다.
- 피곤하여 잠이 안 오고 마음이 불편할 때는 삼초정격이다.

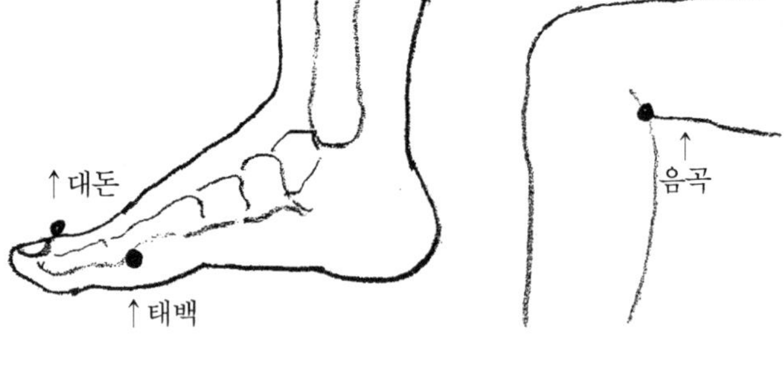

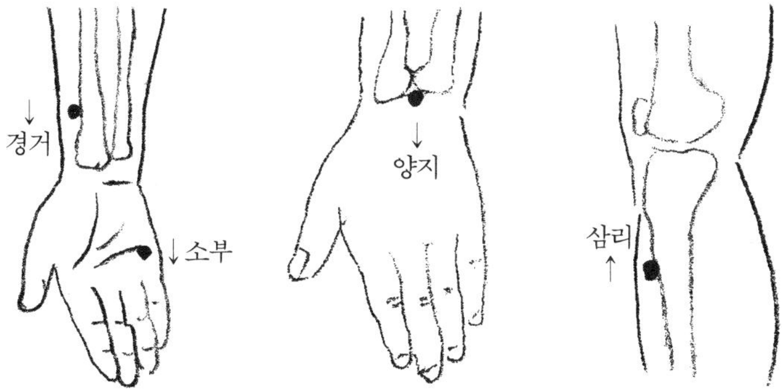

傷情方

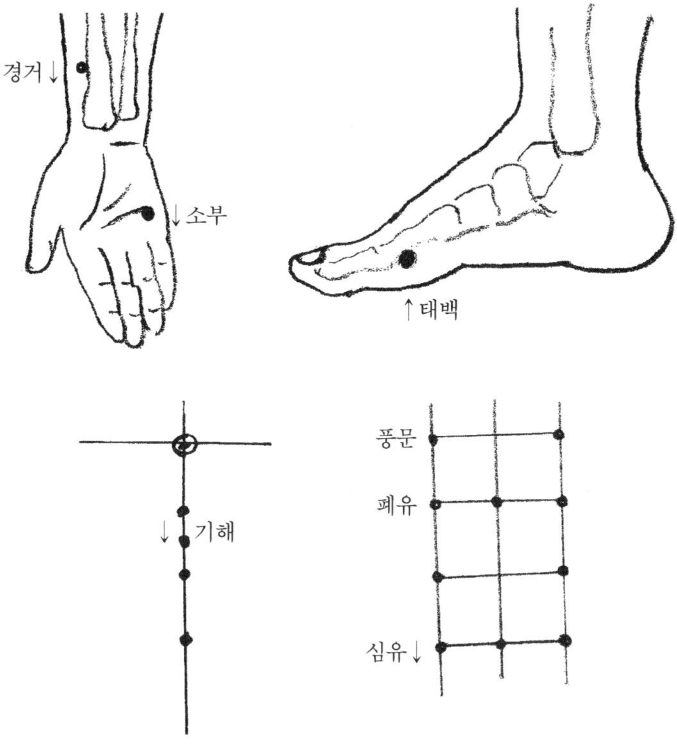

勞極方

면역약침(免疫藥鍼)

a) 노극(勞極)의 주입처는 허약자는 견정, 간유부, 신유부에 윤제를 주입하고, 비인과 건장인은 견정, 간유부, 신유부에 윤기제를 병행하고, 회음양방에 기제를 쓰면 훌륭한 치료가 된다.

사암치험 예

노극은 세속에서 말하기를 멸문(滅門)의 질환이라고 한다. 치료하는 사람은 반듯이 주의하지 않으면 아니 될 중증(重症)이니 그 경과를 물어보고 그에 따라 나타난 바를 알아서 치료하되 내가 이르기를 진찰할 때는 냉정하고 세밀하게 하라고 한 것이다.

1) 30대 한 남자가 꿈꾸면서 정액을 배출하고(夢精), 혹은 정액이 절로 나오는(遺精)증이 생긴지 10여 년이라고 한다. 신정격을 썼더니 유효하더라.

2) 40대 한 남자가 원기가 소진되어 때로 오한을 하고 피부색은 담백한지라 태연, 태백(+)하고 지구, 연곡(−)하였더니 이도에 쾌차하였다.

☀ 조한(潮汗) : 조열이 있으면서 나는 땀.
☀ 담수(痰嗽) : 습담이 폐에 침범하여 생긴 기침을 말한다.

동이 임상

a) 48세인 남자는 과수원 농사일을 하는데 노력이 지나치게 과도하여 허리가 심하게 아프고, 오랫동안 누워있을 수가 없으며 이명까지 겸하고 있었다. 신정격을 쓰고, 간유부와 신유부에 윤제를 주입하고 냉 경락에 자침하여 허리 쪽으로 기향을 보내는 치료를 하였더니 많이 호전이 되기에 5회를 더 치료한 후에 완치가 되었다.

사암변증치료 의안(6)

- 산증(疝症)은 한기가 모여서 맺힌 것인데 소복이 상충(上衝)하는 증후이다.
- 산증(疝症)의 치료대요(治療大要)는 먼저 맺힌 한기부터 상초가 허하면 현운(眩暈)하고, 하초가 허하면 궐역(厥逆)한다.
- 상한(傷寒)에 근육이 편치 않고 피부가 실룩거리는 것은 땀을 과하게 낸 소치이다.
- 혀를 빼물고 말 못 하는 것은 양이 실한 것이고, 혀가 오그라들면서 말 못 하는 것은 음이 실한 것이다.
- 소장에 열이 있으면 반드시 치질이 생긴다.
- 수종(水腫)치료는 비위(脾胃)를 補하고 소변을 이롭게 해주면 된다.
- 수족의 마비(痲痺)는 풍과 한습(寒濕)으로 중풍(中風)의 증후이다.

제20장 현운(眩暈)

간비신(肝脾腎)의 기능 장애로 생긴다. 현(眩)은 눈앞이 아찔해 지고 운(暈)은 머리가 핑핑 돌아가는 듯한 자각 증상을 표현한 것이다. 목현 또는 두훈 이라고도 한다. 동맥경화 저혈압과 같은 심혈관등의 질병, 각종빈혈, 백혈병 같은 혈액질병 등 그 밖에 약물 중독 및 부작용 등과 같은 질병에서 현운 증상을 볼 수 있다.

사암침법(舍岩鍼法)

1) 현운은 머리와 눈이 어지럽고 가물거리며, 정신이 흐려지고 아찔해 지는 증이다. 치료는 삼리 백회(+), 기해 풍지(−)를 한다.

2) 풍운(風暈)은 흉중이 답답하고 어지러워 잘 넘어지고, 바람을 싫어하고 땀이 절로 난다. 치료는 간승격이다.

3) 습운(濕暈)은 습기에 침습됨으로 인하여 어지럽고, 코가 막히고 목소리가 가라앉는다. 치료는 중완 正, 대돈(+), 소부(−)를 한다.

4) 담운(痰暈)은 담이 성하여 게우기를 하고, 머리가 무거워 들지 못하

는 증으로 치료는 소부 어제(+), 태연 태백(−)이다.

- 저혈압의 어지럼증에는 심정격을 쓰고,
- 속이 답답하면서 오는 어지럼증에는 비정격 후 소장정격을 쓴다.
- 약물 중독으로 오는 어지럼증에는 비정격이 특효한다.

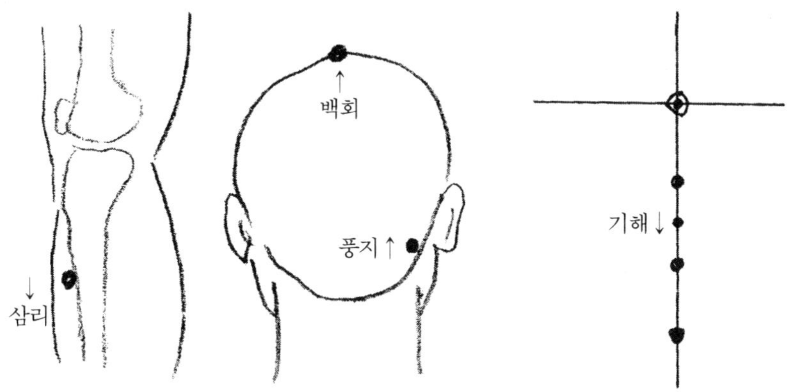

眩暈方

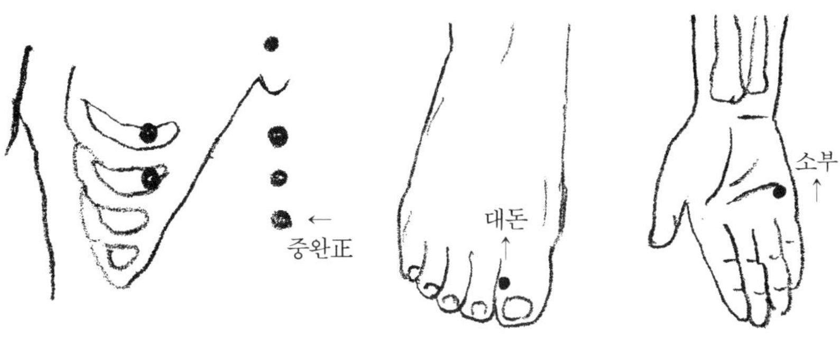

濕暈方

면역약침(免疫藥鍼)

a) 현운의 주입처는 풍부양방, 견정, 간장부에 윤제를 쓰고, 간유부에는 기윤제를 병행하여 쓴다.

b) 풍운이 주입처는 견정, 간장부에 윤제를 쓰고, 폐유부, 간유부에 윤기제를 병행하여 쓴다.

c) 습운의 주입처는 풍부양방, 견정, 췌장부에 윤제를 쓰고, 간유부에는 기윤제를 병행하여 쓴다.

d) 담운의 주입처는 풍부양방, 견정, 쇄골하부에 윤제를 쓰고, 폐유부, 심유부에 기윤제를 병행하여 쓴다.

도움말

* 고혈압 또는 동맥경화증 환자가 현운, 두중(頭重) 및 불면증 등을 호소힐 때는 사심탕(瀉心湯)과 겸치 하면은 좋다.
* 어지럼증이 심하여 물체가 빙글빙글 돌아 중심을 잡지 못하는 환자는 택사탕(澤瀉湯)과 겸치 하면은 더욱 좋다.
* 당뇨병과 신장병 환자의 현운은 팔미환과 겸치 하면 좋다.

사암치험 예

1) 한 남자가 우측 옆구리가 항상 아파서 운신(運身)하기 불편하다고 하기에 우협통(右脇痛)으로 생각하고 폐정격으로 치료하기 수도

(數度)에 갑자기 우협이 땅기면서 호흡하기 어렵고 점점 숨이 멎을 듯 하다고 하기에 다시 병력을 물어보니 한 달 내지 두 달 간격으로 간질처럼 현운을 한다고 하므로 비로소 담현(痰眩)인줄 알고 담현방을 썼더니 수도에 쾌차하였다.

2) 15세 남자 아이가 오른손이 구부러져 힘이 없으며 얼굴은 창백하다. 겸하여 간질이 있다고 함으로 담현방을 썼더니 오른 손가락 구부러진 것이 펴지고 현기증 역시 사라지면서 좋아졌다.

3) 한 남자가 항상 현운으로 고생을 하는데 한 달에 두 번씩 세속에서 말하는 간질이라하는 것이 있는데 발작할 때 오른손과 주먹이 뻣뻣해져서 당겨 펼 수도 없었다. 이를 담현방으로 치료하였더니 4~5도에 효험이 있고 8~9도에 쾌차하였다.

4) 20세 한 남자는 현기증이 특별하고 한 달에 한 두 번씩 발작하는데 한 번 발작할 때마다 10여 일 동안 죽은 듯 하더니 깨어나면서 거품과 함께 팔다리를 쓰지 못하는 탄탄(癱瘓)을 호소하기에 이미 20년이 되었다고 하기에 풍현방을 썼더니 넉 달 동안 효험이 없다가 6~7개월 치료하니 다시 발작하지 않은지가 일 년이 넘었다. 혹 다시 발작을 하더라도 치료가 가능하면 어찌 근심이 되리요.

☀ 탄탄(癱瘓) : 팔과 다리가 한쪽 또는 양쪽 모두 마비됨.

동이 임상

a) 30세 부인은 어지럼과 동시에 머리가 무겁고 오심(惡心) 증상이 있으며, 종종 구토를 하기도 한다고 한다. 소부, 어제(+), 태연, 태백(−)를 하고, 견정, 간유부에 윤제를 주입하였더니 오심과 구토는 도움이 되었으나 현기증은 여전하다고 하기에 현운방을 쓰고, 견정에 윤제를 주입하였더니 많이 호전되었다고 하기에 이후 5회를 더 치료하였더니 완치되었다.

b) 28세 연약한 남자는 혈색이 없으며, 손발이 냉하면서 어지럼증을 가지고 있다. 신정격을 쓰고, 간유부와 신유부에 윤제를 주입하고, 진무탕 5첩을 복용시켰더니 많이 호전되었으며, 현운방과 견정과 신유부에 윤제를 주입 5회를 더 치료하였더니 완치되었다.

도움말

전간(癲癎)의 원인은 대부분 심장과 위장에서 발생 한다고 한다. 심장성을 살펴보면 조성경락의 자극을 받은 심화는 하강하지 못하고 상승하여 상초와 뇌 경락을 자극하게 된다. 비만한 애들에게 심장성이 많이 오는데 치료는 먼저 거습을 시키면서 심화를 안정시키는 치료가 요구된다고 하겠다.

두부에는 풍부양방, 뇌공, 천주에 윤제를 주입하고, 견정, 심장부, 극천부, 협부의 압통점, 고항부, 심유부에도 윤제 위주로 다스리고, 회음양방에 기제 0.3cc 정도 주입하고 천추와 대거 부위에도 기제를 적량주입하면 효과를 볼 수 있다.

위장에서 발생한 전간은 두부(頭部)와 간유부, 간장부에 윤기제를 번갈아 가면서 다스리고, 회음양방에는 기제를 주입한다.

전간은 대체로 스트레스의 영향이 윤을 고갈시켜 조성경락에 압통이 많이 나타나는데 특히 협부와 구미 상부 쪽으로 심한데 윤제로 다스리면서 약물을 병용하면 좋은 효과를 볼 수 있을 것이다.

사암변증치료 의안(7)

- 心이 과로하면 혈이 손상된다.
- 심병(心病)과 정충증(怔忡症)은 담(膽)을 補하고, 담병(膽病)과 전광은癲狂은 心을 補한다.
- 陽이 없으면 궐역(厥逆)하고, 陰이 없으면 구토한다.
- 양허(陽虛)하면 외부가 寒하고, 음허(陰虛)하면 내열(內熱)한다.
- 어혈(瘀血)이 상초에 있으면 소변이 불리(不利)하고, 하초에 있으면 자리(自利)한다.
- 熱은 氣를 상하게 한다. 氣가 상하면 통증(痛症)이 발생한다.
- 오한(惡寒)하면서 구토(嘔吐)하는 것은 모두 담(痰)에 속하였다.
- 오한(惡寒)은 寒이 아니고 열증(熱症)이며, 오열(惡熱)은 熱이 아니고 한증(寒症)이다.
- 음낭이 습하고 가려운 것은 신장풍(腎臟風)이라 한다.
- 음낭이 차가우면 신허(腎虛)로 양기(陽氣)가 쇠(衰)한 것이다.
- 자한(自汗)은 陽을 補하고 위기(衛氣)를 조화(調和)시켜야 한다.
- 조(燥)는 폐금(肺金)의 병이다. 조(燥)의 원인은 혈부족(血不足)이다.
- 족슬(足膝)이 한냉(寒冷)한 것은 명문화(命門火)가 허한 것이다.
- 잠잘 때 땀 흘리고 바람을 싫어하는 것은 신실(腎實)이다.

제21장

제기통(諸氣痛)

기(氣)가 두루 순행하면 건강하지만, 순행이 원활하지 못하면 모든 병의 원인이 된다.

외감육기(外感六氣)하여 풍기상(風氣傷) 즉 풍에 기가 상하면 아프고, 습기상(濕氣傷)하면 배가 창만하고 몸은 부우며, 한기상(寒氣傷)하면 몸이 오싹오싹 떨리고, 서기상(暑氣傷)하면 열이 나고 답답하며, 조기상(燥氣傷)하면 변비가 생기고, 화기상(火氣傷)하면 망령되이 행동한다.

사암침법(舍岩鍼法)

1) 희기완(喜氣緩)은 지나치게 기뻐하면 심기를 상하여 정신이 불안하고 가슴이 두근거리며 잠을 잘 자지 못하고 심하면 정신이상 까지 온다. 치료는 태백 온(溫), 삼리 량(凉).
2) 노기상(怒氣上)은 노기가 격하면 간이 상하고 간기가 치오르며, 위로 혈이 울체되어 면색이 청백하고 심하면 정신을 잃고 사지가 뻣

뻣해진다. 치료는 태충(+), 경거(−)을 한다.

3) 우기함(憂氣陷)은 과하게 근심하면 폐가 상하고 비도 상하며, 기가 잘 순행하지 못하므로 매사에 답답하여 고통스럽고 식욕이 없는 증이다. 치료는 태백(+), 소부(−)를 한다.

4) 사기결(思氣結)은 생각이 지나치면 비가 상하여 기가 맺히므로 정신이 올바르지 못하며, 식욕감소, 불면이 온다. 치료는 간사 침(針), 기해 구(灸)를 한다.

5) 공기하(恐氣下)는 두려움이 과하여 신이 상하면 정이 멎고 정이 멎으면 상초가 막히고, 상초가 막히면 기가 하강해서 하초가 팽팽해진다. 치료는 태백(+), 경거(−)를 한다.

- ☻ 근 경련이 일거나 손발이 떨리고 할 때는 폐정격을 쓰고.
- ☻ 눈가풀이 떨리고, 입술이 실룩일 때는 방광정격을 쓴다.
- ☻ 정서불안, 가슴 떨리고, 실면이 있으면 심정격을 쓴다.
- ☻ 화를 많이 내고, 속이 미식거릴 때는 간정격을 쓴다.
- ☻ 놀라기를 잘하고 가슴이 두근거릴 때는 간승격을 쓴다.
- ☻ 팔이 저리고 은은한 통증이 있을 때는 삼초정격을 쓴다.
- ☻ 어깨 결리고, 귀가 멍멍해 질 때는 담정격이고.
- ☻ 한숨을 자주 쉬고, 가슴이 두근거릴 때는 소장정격이다.

☀ 구기(九氣) : 氣를 장애하여 병을 일으키는 아홉 가지 요인 즉 노희비공한경노사(怒喜悲恐寒驚勞思)를 말한다.

☀ 치법 온(溫) : 침 보사법의 하나로 여섯 가지 보사법 중에서 보법에 속하는 수법만을 동시에 적용하는 종합적인 보법으로서 양기(陽氣)을 보하는 방법이다. 침을 놓아야 할 깊이를 3등분하고 숨을 내쉴 때에 제1단계까지 찌른 다음 염전보사의 보법을 쓰고 다시 같은 방법으로 2단계까지 찌르고 다시 3단계까지 같은 방법을 쓴 다음 숨을 들어 쉬면서 침을 1단계까지 한 번에 뽑는다. 이런 방법을 9번 거듭하고 침을 뽑은 다음에는 침 자리를 비벼준다. 환자는 침놓는 부위에 열감을 느낀다. 주로 손발이 늘 찬사람, 양기가 허한 경우에 적용한다.

면역약침(免疫藥鍼)

a) 희기완의 주입처는 심장부에 윤제를 쓰고, 고황, 심유부에 윤기제를 병행하여 쓰고, 회음양방에 기제를 쓴다.

b) 노기상의 주입처는 간장부에 윤제를 쓰고, 간유부에 윤기제를 병행하여 쓰고, 냉락침을 11시 방향으로.

c) 우기함의 주입처는 견정, 쇄골하부에 윤제를 쓰고, 폐유부, 간유부에 윤기제를 쓰고, 병풍에 기제를 쓴다.

d) 사기결의 주입처는 췌장부에 윤제를 쓰고, 간유부에 윤기제를 병행하여 쓰고, 냉락침을 2시 방향으로.

e) 공기하의 주입처는 천추, 관원, 회음양방에 기제를 쓰고, 간유부, 신유부에 윤기제를 병행하여 쓰고, 냉락침은 요추방향으로.

사암치험 예

1) 여섯 살 소아가 항상 별복(鱉腹)을 앓아 침과 약으로 치료가 되는

☀ 치법 량(凉) : 여섯 가지 보사법 중에서 사법에 속하는 수법만을 동시에 적용하는 종합적인 방법으로서 열을 내리게 하는 수법이다. 침을 뽑을 때 3단계로 뽑는다. 흡기 때 놓아야 할 깊이까지 단번에 찌르고 염전보사의 사법을 쓴 다음호기 때 2단계를 뽑고 다시 염전보사의 사법을 쓰고 또 호기 때에 1단계까지 뽑으면서 같은 방법을 쓴다. 이러한 방법을 6번 거듭하고 마지막에 숨을 내쉬면서 침을 다 뽑고 침구멍은 비비지 않는다. 량법(凉法)은 주로 겨울에 손발이 달아오르거나 양기가 왕성한 증후에 적용한다.

듯싶었는데 그 후에 마루에서 떨어져 놀라며 졸도하였다. 잠시 지나 일으키자 깨어났으나 그 후에 매일 놀라 졸도하였을 때와 같이 혼절하였다가 일어나는데 때때로 오한과 두통이 있다고 하는지라 이는 경기난(驚氣亂)이므로 태충(+), 소부(−)하였더니 일도에 유효하였다.

2) 30대 한 남자가 자기 부인이 발광하는 것을 보고 그로 인하여 어리석게 떨더니 오한을 하루에 4~5씩 하고 말도 어눌하며 병세가 점점 심해지는데 주변 의사들이 죽을 것이라고 한다지만 이 증상은 경기난(驚氣亂)이므로 본방으로 치료하였더니 일도에 쾌차하였다.

사암변증치료 의안(8)

- 아프면서 형체(形體)가 없는 것은 陰은 완벽하나 陽이 손상(損傷)된 것이므로 급히 陰을 다스리고 陽은 공격하지 말지어다.
- 아프면서 형체가 있는 것은 陽은 완벽하나 陰이 손상된 것이므로 급히 陽을 다스리고 陰은 공격하지 말지어다.
- 통풍(痛風)은 血虛에 속한 것이 많다.
- 폐와 심에 사기(邪氣)가 있으면 그 사기는 양 팔꿈치에 미친다.
- 폐가 과로하면 氣가 손상되고, 熱하면은 목구멍에 비린내가 난다.
- 하초가 허하면 양다리가 싸늘해지고, 상초가 허하면 어지럼증이 온다.
- 허손(虛損)이나 급한 병, 구병(久病)에는 침 치료(治療)는 적당치 않다.
- 혈로 연유한 병은 아프지 않으나, 아프면 실증(實證)이다.
- 혈이 허하면 털에 윤기가 없고, 땀도 나지 않는다.
- 혈이 쇠하면 피부가 마르고 거칠어진다.

※ 별복(鱉腹) : 뱃가죽이 딱딱해 지는 증.

제22장
산기(疝氣)

습사(寒濕邪)가 침범하거나 내상으로 기혈이 제대로 돌지 못하여 생기는데 주로 족궐음 간경과 임맥의 장애와 관련이 있다.

이 밖에 원기가 허한데다가 무거운 것을 들거나 중초의 기(氣)가 아래로 쳐져서 생기기도 한다.

임상 증상에 따라 세 가지로 나눠 볼 수 있다.

첫째 뱃속에 있는 내용물들이 복벽의 간격을 통해서 겉으로 나왔다 들어갔다 하는 병증, 둘째는 외생식기가 붓거나 헐면서 아픈 병증, 셋째는 배가 몹시 아프면서 대소변을 보지 못하는 병증 등이다.

사암침법(舍岩鍼法)

1) 한산(寒疝)은 음낭이 차고 아프다. 한습사(寒濕邪)가 간경에 침범하여 생기는 것이 많다. 음낭이 차면서 돌같이 딱딱해 지면서 음경이 발기되지 않거나 고환이 켕기면서 아프다. 치료는 대장정격을 적용한다.

2) 수산(水疝)은 수습(水濕)이 아래로 몰리거나 풍한습사가 침범했을 때 생긴다. 음낭이 부우면서 아프고, 음부가 축축하다. 가려워서 긁으면 누런 진물이 나고, 열은 나지 않으며 고환이 잘 만져지지 않는다. 치료는 신정격을 쓴다.

3) 근산(筋疝)은 간경에 습열이 있거나 신이 상하여 생긴다. 아랫배 속이 조여들고 오줌에 뿌연 것이 나오며 음위증도 있다. 치료는 간정격을 쓴다.

4) 혈산(血疝)은 아랫배에 어혈이 몰려서 생긴다. 대변색이 검고 오줌이 절로 나오고 월경 장애가 있다. 치료는 심정격을 쓴다.

5) 기산(氣疝)은 기가 울체되어 갑자기 음낭이 아래로 처지면서 아픈 병증을 말한다. 음낭에 핏줄이 두드러지고 발기 장애가 있으며, 신경쇠약증이 있다. 치료는 폐정격을 쓴다.

- ☻ 음낭이 됫박만큼이나 크기는 해도 가려움이나 아프지는 않을 때는 삼음교 양능천(+), 삼리 위중(−), 또는 신정격을 쓴다.
- ☻ 음낭이 빼근하고 땅길 때는 심정격이 특효한다.

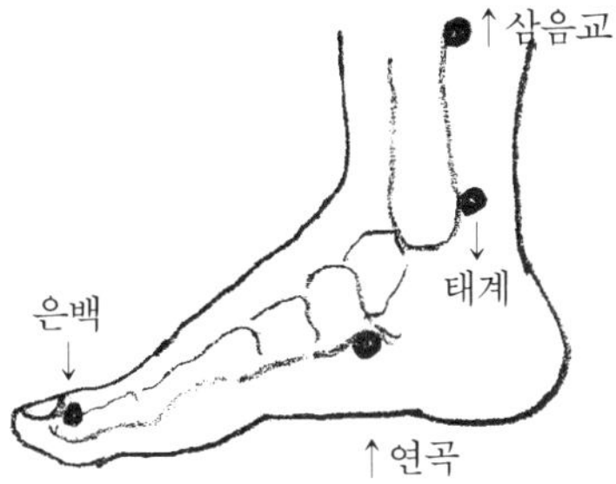

狐疝方

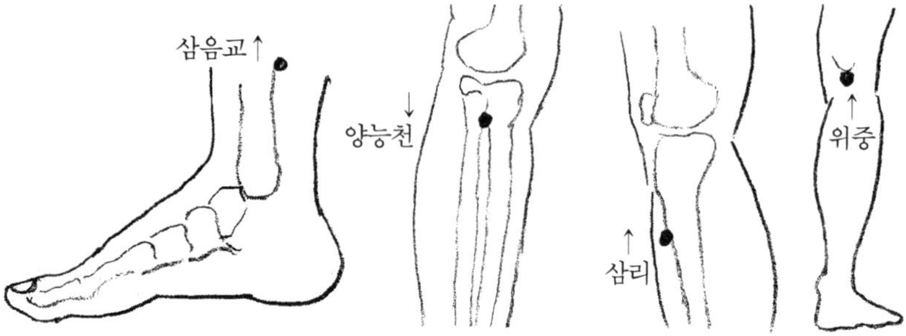

癩疝方

면역약침(免疫藥鍼)

a) 한산의 주입처는 간유부, 대장유부는 윤기제를 병행하여 쓰고, 곡골부, 회음양방에 기제를 쓴다.

b) 수산의 주입처는 간유부, 신유부에 윤기제를 병행하여 쓰고, 생식기부, 회음양방에 기제를 쓴다.

c) 근산은 간장부, 간유부에 윤기제를 쓰고, 생식기부, 회음양방에 기제를 쓰고, 냉락침은 6시 방향으로.

d) 혈산의 주입처는 심장부, 심유부에 윤기제를 병행하여 쓰고, 곡골부, 회음양방에 기제를 쓴다.

e) 기산은 견정, 쇄골하부에 윤제를 쓰고, 폐유부에 윤기제를 병행하여 쓰고, 생식기부, 회음양방에 기제를 쓰고, 냉락침은 6시 방향으로 보낸다. 산기(山氣)는 습성질환이나 윤제 혹은 윤기제를 병행하여 주입하는 것을 연구해 볼 가치는 충분할 것이다.

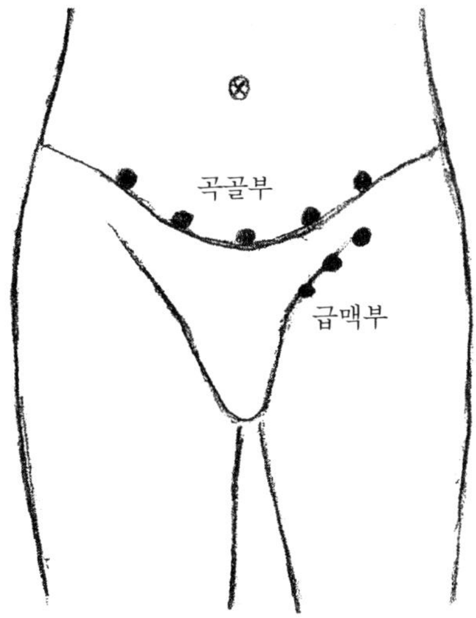

사암치험 예

1) 50대 남자가 우협부(右脇部)에서 아래 음모가 있는 곳까지 심한 통증으로 죽을 것 같고, 오른쪽 눈에는 백내장이 있으므로 폐허(肺虛)인줄 알고 폐정격을 썼더니 통증이 말끔히 없어졌다.

2) 50대 한 남자가 배꼽 부위에서부터 아래로는 곡골(曲骨)에까지, 위로는 우협하(右脇下)에 이르기까지 우측편이 땅기고 아프면서 곡골 우측편으로 약간 부어올랐다. 이를 산기방으로 치료하였더니 곧 쾌차하였다.

3) 20대 한 남자가 우측 편 음낭이 크기가 주먹만 한데 원행(遠行)을 하면 장부(臟腑)가 땅기고 아픈 것이 소복(小腹)부터 통증이 시작

되면 우협(右脇)까지 이른다고 하기에 폐정격을 썼더니 수도(數度)에 쾌차하였다. 아픈 것은 폐증에 속하므로 기산(氣疝)으로 치료한 것이다.

4) 20대 한 남자가 구미(鳩尾)로부터 시작하여 곡골에 이르기까지 쟁반 하나와 같은 것이 있고, 좌우 협하(脇下)에 손가락 서너 개가 들어갈 만하고 만져보면 자라등과 같았는데 매일 코피까지 흘린다고 하는지라 듣건데 발작이 시작된 후로 더하지도 않고 덜하지도 않으며, 한 곳에 머물러 움직이지 않는다고 하는지라 처음에는 중만(中滿)인가 의심하여 비정격을 썼더니 별 효험이 없어 다시 혈산방(血疝方)을 썼더니 이도에 눈에 어찔어찔함이 있다가 4~5도에 현기증이 없어 졌는데 수 백리 밖 본가에서 가마가 왔으므로 후일을 기약하고 돌아갔다. 집에 도착한 후 수일 동안 통증이 없었는데 방사를 참지 못함으로 해서 급기야 불귀의 객이 되고 말았으니 애석한 일이로다.

동이변증 의안

배설물(대소변, 담, 대하(帶下) 등)과 분비물(땀, 눈물, 침) 등의 색(色), 성질, 수량을 변화가 장부(臟腑)의 생리활동과 병리 변화를 이것을 통하여 장기의 성쇠를 아는데 의미가 깊다.

1) 대변(大便)

- 변색이 거무스름하고 악취가 나는 것은 장(腸)에 열이 있기 때문이고, 묽은 설사에 소화되지 않은 음식물이 섞인 것은 한증(寒症)에 속한다. [비정격 혹은 위열격]
- 몸이 무겁고 복통이 없으면서 묽은 변을 보며, 뱃속에서 끓는 소리가 나는 증상은 습설(濕泄) 이다. [대장정격] 혹은 병증에 따라 선택적용.
- 황색의 이질 설사 및 연한 변을 자주 보고, 끈적한 혈변(血便)과 냄새가 있으면 습열(濕熱) 이다.
- 소화 불량 및 진흙 모양의 변(便)이면서 냄새가 적으면 한습(寒濕) 또는 비열(脾熱)이다.
- 변의 크기가 가늘고 토막토막인 것은 간기울결(肝氣鬱結) 혹은 기체(氣滯)현상이다.
- 변색이 밤색인 것은 위(胃)의 출혈이고 선홍색은 장출혈(腸出血)이다.

2) 소변(小便)

- 소변색이 맑고 양이 많은 증상은 한증이고, 진하고 양이 적은 것은 열증에 속한다.
- 색이 진하고 자주 보며 배뇨통과 잔뇨감이 있는 경우에는 습열이 많고, 색이 엷고 자주 보며 배뇨통과 잔뇨감이 있는 증상은 한습이다.
- 소변량이 적고 부종(浮腫)이 있으면 수종(水腫), 신염(腎炎)등이고 량이 많고 입이 마르면 소갈증(당뇨병)으로 본다.

3) 객담(喀痰)

- 가래가 누렇고 끈끈하며, 덩어리지는 것은 열담(熱痰)에 속한다.
- 가래가 맑고, 희고 묽은 것 또는 검은 점이 섞인 것은 한담(寒痰)이다.
- 가래가 묽고 거품이 많은 것은 풍담(風痰)이다.
- 가래가 희고 양이 많고 뱉기 수월한 것은 습담(濕痰)이다.
- 가래가 적고 끈끈하며 뱉기 어려운 것은 조담(燥痰)이다.

4) 침과 콧물

- 맑은 침이 흘러나오는 것은 비냉(脾冷)이고, 끈끈한 침이 흘러나오는 것은 비열(脾熱)이다.
- 맑은 침이 많은 것은 비허(脾虛)이고, 입 안이 끈끈한 것은 비위의 습열이다.
- 침이 많은 것은 신한증(腎寒症)과 신허증(腎虛症)에서 볼 수 있다.
- 누런색에 끈끈한 콧물은 열증이다.
- 멀건 콧물과 재채기는 표한증(表寒症)이고, 오한 발열을 수반한 콧물은 외감표증(外感表證)이다.

도움말

노인들에게 허다한 전립선 비대의 예방과 치료에는 대장유부와 선골부, 곡골부에 윤제를 쓰고, 회음양방에는 기제를 쓴다. 그리고 낭습과 습진에는 피내에 기제를 주입하는데 습진은 0.1cc씩 부위마다 여러 군데를 적당한 간격으로 주입하면 된다.

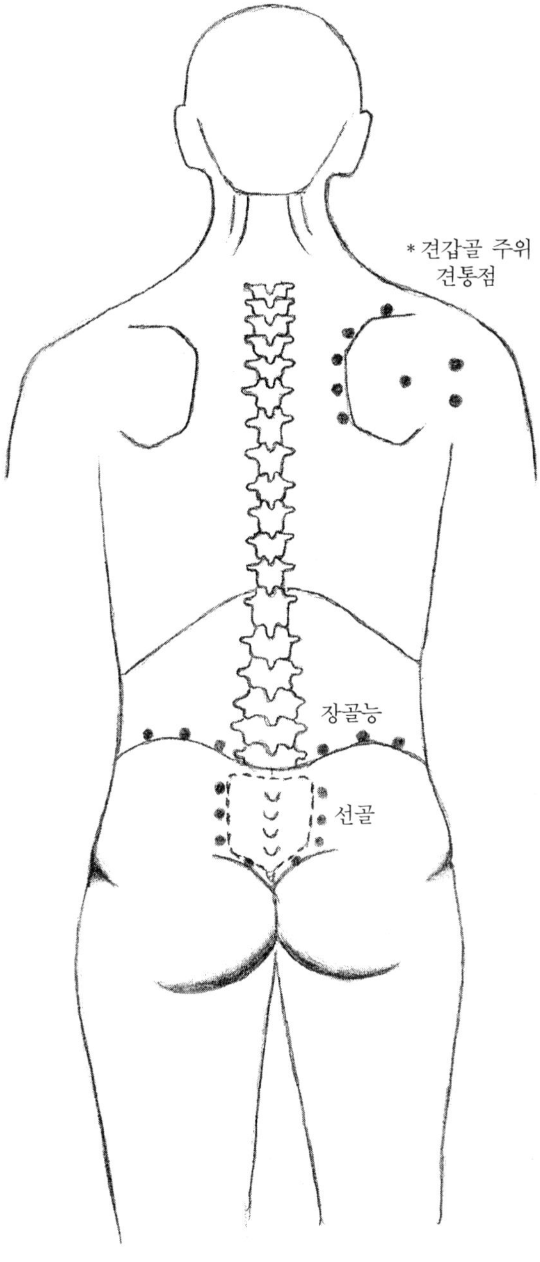
* 견갑골 주위
견통점
장골능
선골

제23장 각기(脚氣), 슬관절(膝關節)

다리 힘이 약해지고 저리거나 지각이상이 생겨 제대로 걷지 못하는 병증을 말한다.

습사와 풍독이 침범했거나 음식을 가려 먹는 등으로 기혈이제대로 돌지 못하거나 습이 몰려 생긴다. 증상은 병의 경과에 따라 다르게 나타나는데 초기에는 다리가 무겁고 힘이 없으며 저리거나 지각이 좀 둔해지며 다리가 붓거나 여윈다. 병이 더 진행되면 머리가 아프고 가슴이 두근거리면서 답답하고 입맛이 없고, 비장근 부위가 아프며 숨이 차고 말을 제대로 못한다.

사암침법(舍岩鍼法)

1) 학슬풍(鶴膝風)은 무릎마디가 부우며 아프고 다리 살이 여위어 마치 학의 다리처럼 된 병증이다. 학슬풍은 풍한습사(風寒濕邪)가 다리에 침습하여 생긴다. 초기에 무릎이 은근히 아프면서 약간 붓고 걷기 힘들어 하다가 점차 벌겋게 붓고 열감이 난다. 오래되면 관절강 안에

삼출액이 고이고 그것이 터지면 멀건 물이 나오면서 잘 아물지 않는다. 아물고 나면 슬관절에 강직 및 변형이 온다. 치료는 중완 正, 환도(－). 또는 음릉천 양능천 양방을 향해 (－).

2) 족전근(足轉筋)은 다리 근맥에 경련이 일어 뒤틀리는 것 같이 아프다. 흔히 기혈이 부족할 때 풍한이나 한습이 침범하거나, 게우기와 설사로 진액이 몹시 소모되어 혈이 뜨거워져 근맥을 자양하지 못하여 생긴다. 치료는 담정격을 쓴다.

3) 족한냉(足寒冷)은 무릎 아래가 한냉(寒冷)한 증상으로 치료는 용천 연곡(＋), 환도(－)를 한다.

4) 근만(筋灣)은 풍한습 사기가 근맥에 침범하여 생긴다. 근맥이 오그라들고 뼈마디가 아파서 잘 걷지 못하며, 굴신하기 어렵고, 안색은 푸르며 우울하고 때로 가슴이 아프다. 치료는 간정격을 쓴다.

- 무릎 내측이 시큰하고 압진하면 통증이 심할 때 간정격.
- 무릎 외측이 시큰하고 압진하면 통증이 심할 때 담정격이다.
- 무릎에 찬바람이 나고 무릎 아래가 시릴 때는 신정격이다.
- 류마티스 관절염에 대장정격 또는 소장정격을 쓴다.
- 비인의 류마티스 관절염에는 비승격 후 대장정격을 쓰고.
- 외소인의 류마티스 관절염에는 담정격 후 소장정격을 쓴다.
- 유주성과 다발성 관절염에는 담승격이 좋고.
- 무릎이 쑤시고 열나고 아픈 통증에는 위승격이 좋다.
- 풍습으로 오는 관절염에는 대장정격 또는 승격이 좋다.

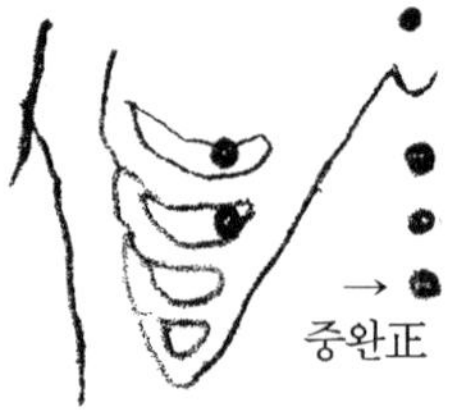

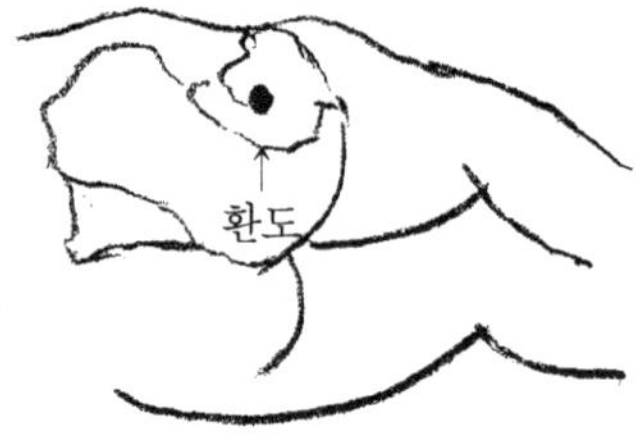

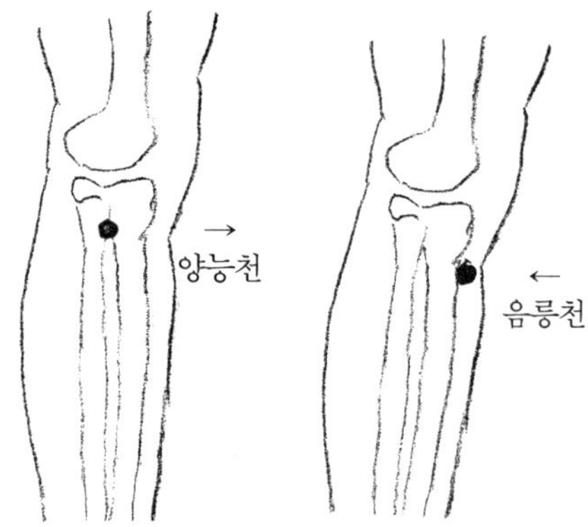

鶴膝方

면역약침(免疫藥鍼)

a) 학슬풍의 주입처는 견정, 신유부에 윤 기제를 병행하고, 회음양방, 장강양방, 관절부위에 기제를 쓴다. 회음, 장강부위에 기제는 0.3cc 이상 주입을 하고 관절부위 통처에 0.1cc 이상 증상에 따라 주입할 수 있다.

b) 족전근의 주입처는 견정, 간장부에 윤제를 쓰고, 간유부에 윤기제를 병행하고, 회음부에 기제를 쓰며, 냉락침을 11시 방향으로.

c) 족한냉의 주입처는 견정, 신유부에 윤기제를 병행하고, 냉락침을 6시 방향으로.

d) 근만의 주입처는 전근의 주입처와 같이하면 된다.

도움말

관절은 노인성 질환인데 요즈음은 젊은 층에서도 질환으로 고생하는 사람이 많은 것 같다. 류마티스 같은 습성 질환은 기제의 효력이 막강하며, 냉락침 또한 효력이 대단하다. 침법으로 양명조금(陽明燥金) 즉 양명경의 효력 또한 대단하다.

학슬풍을 현대의학에서 류마티스라고 하는데 이는 신음(腎陰)의 부족으로 쉽게 풍습(風濕)의 사기가 침범한 것이다. 먼저 신장부터 다스리고 기제를 위주로 치료하며, 사암도인의 침법을 병행하면 낫지 않는 풍한습병은 없을 것이다. 궐음풍(風)은 상화(相火)로, 태양한(寒)은 군화(君火)로, 태음습(濕)은 양명조(燥)로 말릴 수 있는 응용이 요구된다.

사암치험 예

1) 30대 한 남자가 오른쪽 무릎 슬개골 뒤 중간에 오래된 종기가 생긴 지 이미 3~4년이 되었는데 농(膿)이 흘러내려서 버선목을 적시며 병든 다리는 뻗은 채 구부리지 못하는 지라 위승격을 썼더니 2도에 굴신(屈伸)하고 삼도에 병이 나았다. 이는 비록 다리의 병이나 위부(胃部)에 습(濕)으로 상(傷)하였으니 위승격으로 치료한 것이다.

2) 30대 남자가 처음에는 요통을 일으키더니 다음은 슬통(膝痛)을 일

으키는데 무릎이 평소보다 배만큼 크게 부어 오르고 복숭 뼈도 역시 부었으며 무릎 구부린 채 펴지를 못하니 의사를 맞이하여 치료를 하니 모든 뼈의 병은 담경(膽經)에 속하였다면서 담승격으로 6도를 치료하여 처음에는 통증이 감소하더니 다시 또 치료하니 별 반응이 없으면서 원기는 소진되고, 앉고 눕기도 불능하고 육색(肉色)이 손상된 채 땀을 흘리더라. 그러나 병들지 않은 다리가 더욱 심하여 지면서 처음 병든 다리는 감소되었다고 하므로 다시 방광승격 5도를 더 치료해도 별 효험이 없었다. 의심스러워 환자에게 물으니 치료 후에 지팡이를 짚고 보행하였다 하므로 내가 생각하니 처음에는 방광경에 이른 것이 지금은 담경에 머무르는 까닭에 통곡, 신맥(+)하고 (−)를 하지 않아도 능히 효과가 있어서니 담경의 (−)가 소치이겠는가. 그러나 일을 이룸에 일만 논하는 것은 마땅하지 않지만 당연히 치병(治病)의 시종(始終)은 살펴야 할 것이다.

동이 임상

a) 56세 부인은 다리가 무겁고 저리더니 근래에는 무릎에 통증이 심해지면서 벌겋게 붓고, 걷기가 매우 힘이 든다고 한다. 치료는 풍습(학슬방)을 쓰고, 견정, 신유부에 윤제를 주입하고, 장강, 회음양방, 위중, 통처에 기제를 주입함으로 병세가 많이 호전이 되었고 13회 치료로 완치되었다.

b) 61세 부인은 퇴행성관절염으로 고통이 심한데 병원에서 오랜 기

간 치료를 받았으나 별 도움이 되지 않았다고 한다. 치료는 윤제(shd)를 슬개골 양방에 0.1cc씩 7회 주입으로 완치하였다.

제24장

통풍(痛風), 비증(痺症)

역절풍을 달리 부른 이름으로 통비 또는 통풍이라 하였다. 고전에 통풍은 온몸의 근골에 옮겨 다니면서 아픈데 이는 기풍습담화(氣風濕痰火) 이 모두가 통풍을 이룬다. 노력 후에 찬물에 목욕을 한다거나, 과음하고 누운 채 찬바람을 맞는다거나, 습한 곳에 누워 자는 등 또는 비를 맞거나 땀 흘린 습한 옷은 몸을 찌는 듯이 무덥게 하므로 통풍을 이루는 것이다.

풍이 많은 것은 상초에 속하고, 습이 많은 것은 하초에 속한다. 풍한습 삼기(三氣)가 통풍을 이룬다고 하였다.

사암침법(舍岩鍼法)

1) 행비(行痺)는 풍한습의 사기가 팔다리의 뼈마디와 경락에 침범해서 생기는데 그 중에서 풍사가 비증을 만든다. 뼈마디가 아프고 운동장애가 있으며, 아픔은 일정한 곳이 없이 상하로 유주하며, 때로 오한이 나면서 열이 나기도 하고, 붓기도 한다. 다발성 관절염 등에서

볼 수 있다. 치료는 풍승(風勝)으로 담승격을 적용한다.

2) 착비(着痺)는 풍한습의 사기가 행비와 같이 경락에 침범해서 생기는데 그 중에서 습사가 성한 비증을 말한다. 사지가 무겁고 피부 감각이 둔해지고, 뼈마디가 아프다. 아픈 곳은 고정되어 있으나 날 흐리면 심해진다. 치료는 습승(濕勝)으로 비승격을 쓴다.

3) 통비(痛痺)는 풍한습의 사기가 팔다리의 뼈마디와 경락에 침습하여 생기는데 그 중에 한사가 성한 비증을 말한다. 아픈 곳은 일정하고 차게 하면 더 아프고, 덥게 하면 좀 경해지고, 손발이 오그라들기도 하고, 피부는 차고 색은 창백하다. 치료는 한승(寒勝)으로 대장승격을 쓴다.

4) 골비(骨痺)는 풍한습의 사기가 기혈의 허한 틈을 타서 골맥(骨脈)에 침범하여 생긴다. 뼈가 몹시 저리고 아프며, 몸이 무겁고 마비감이 있으며, 팔다리 뼈마디가 무거워서 잘 놀리지 못하고, 시큰 거리며 찬감을 느낀다. 때로 팔다리가 오그라들고 뼈마디가 붓기도 하는데 이는 주로 골수(骨髓)의 고갈에서 온다. 치료는 방광 허 증으로 방광정격을 쓴다.

5) 맥비(脈痺)는 혈이 허한데다 풍한습의 사기가 혈맥에 침범해서 생긴다. 불규칙적으로 열이 나고 근육에 작열감과 아픔이 있으며, 피부에 벌레가 기어가는 감이 있으며, 간혹 붉은 반점이 나타나기도 한다. 치료는 소장정격이다.

6) 기비(肌痺)는 풍한습의 사기가 기육에 침범해서 생긴다. 피부와 근

육이 아프고 마비감이 있으며, 몸이 나른하고 팔다리에 힘이 없으며, 땀이 많이 나고 정신은 맑지 못하며, 입맛이 없다. 치료는 위승격을 쓴다.

7) 피비(皮痺)는 풍한습이 피부에 침습, 두드러기 풍창이 생기고 가렵지만 아프지는 않고, 또 피부가 차고 뻣뻣하면서 감각이 둔해진다. 심하면 기가 치밀어 숨이 차고 가슴이 그득하다. 치료는 폐정격이다.

8) 통풍(痛風)은 피부는 청색을 나타내고, 어디에 닿기만 해도 불로 지지는 것 같다. 치료는 담정격이다.

9) 백호역절풍(白狐歷節風)은 풍한습이 경맥을 통하여 뼈마디에 침습하여 생긴다. 어지럽고 토할 것 같으며 손가락이 오그라들고 뼈마디가 빠질 듯 아프다. 낮에는 좀 나앗다가 밤에 심해진다. 치료는 폐승격이다.

- 목을 앞으로 숙이기 힘들 때는 담정격, 뒤로 젖히기 힘들때는 위승격을 쓴다.
- 외소인의 견비통은 소장정격, 비인의 견비통은 삼초정격이다.
- 목과 등뼈가 뻣뻣해지고, 오래 누워있으면 등이 아파올 때는 담정격을 쓴다.
- 수족이 뻣뻣하고 통증이 옮겨 다닐 때는 간정격이다.
- 다리는 외소한데 무릎만 굵어질 때는 소장정격을 쓴다.
- 사지가 붓고 저리고 아플 때는 위정격, 땅기고 아플 때는 간정격이다.
- 어깨와 팔이 쑤시는데 특히 밤에 더 심할 때는 소장정격이다.

면역약침(免疫藥鍼)

a) 행비의 주입처는 견정, 간장부, 간유부에 윤제 위주로 쓰고, 회음양방, 통처에는 기제위주로 쓴다.

b) 착비의 주입처는 견정, 췌장부, 간유부에 윤제 위주로 쓰고, 회음양방, 통처에는 기제위주로 쓴다.

c) 통비의 주입처는 견정, 신유부, 대장유부에 윤기제를 병행하여 쓰고, 회음양방, 천추부위와 통처에는 기제 위주로 쓴다.

d) 골비의 주입처는 견정, 대장유, 선골부에 윤기제를 병행하여 쓰고, 회음양방, 대횡부위와 통처에는 기제 위주로 쓴다.

e) 맥비의 주입처는 견정, 신유부, 대장유부에 윤기제를 병행하여 쓰고, 회음양방과 통처에는 기제위주로 쓴다.

f) 기비의 주입처는 견정, 간장부, 간유부에 윤기제를 병행하여 쓰고, 회음양방, 통처에는 기제위주로 쓴다.

g) 피비의 주입처는 견정, 쇄골하부, 심장부에 윤제를 쓰고, 폐유부는 윤기제를 병행하여 쓰고, 통처에는 기제위주로 쓴다.

h) 통풍의 주입처는 견정, 간장부에 윤제를 쓰고, 간유부 신유부에 윤기제를 병행하여 쓰고, 통처에는 주입하지 않는다.

i) 백호역절풍 주입처는 견정, 쇄골하부, 심장부에 윤제를 쓰고, 폐유부, 고황부에 윤기제를 병행하고 회음양뱡 통처에 기제위주로 쓴다.

도움말

비증의 사암침법으로 먼저 습을 없애는 침법을 쓰고, 다음으로 풍한을 없애는 방법을 쓰면 된다.

약침에서는 통풍질환의 통처에 기제를 쓰면 안 된다. 현대의학 측면에서 통풍은 요산과다(요독증)으로 요산이 관절 주위에 몰려 통증을 유발하는데 약침으로 통풍을 치료하려면 신장을 다스려 기능이 회복되는 기미를 보고서 관절주위를 벗어나 근육에 소량의 기제을 주입하면 통처의 아픔이 시작되는데 이때 통처를 사혈하면 누런 물(요산)이 빠져나온다.

이러기를 수차례 치료하다보면 통증이 감하면서 치료는 소기의 목적을 달성할 수가 있다. 나머지 비증은 골(骨)을 연하여 기제를 통처마다 주입하면 번개같이 통증이 덜 해지면서 치료가 된다.

사암치험 예

본주(本註)에 모두 갖추어지지는 않았지만 이른바 마목(痲木)이라는 것은 이증에 속한 것이 대부분이다.

1) 30대 한 남자가 사지와 전신이 자통(刺痛)하였는데 4~5일 후에는 무수한 결핵(멍울)이 생겼는데 혹은 크기가 손바닥만 한고 혹은 호두와 밤 크기만 한 것이 십 수일 만에 평소와 같이 풀리기도 하나 2~3일 후에 이와 같이 반복된 지가 이미 여러 차례라 하므로 담승격으로 치료하니 수도에 반복되지 않았으나 다시 5도를 더 치료하니 쾌차하였다.

2) 60대 한 여자가 양쪽 어깨가 아프면서 마목이 되었는데 당시 의사

들이 환자의 천응(天應) 혈을 마구 찔러 병세가 더욱 심하여져 환자는 스스로 머리를 매만지고 옷을 여밀 수 없어 타인이 보살펴야 할 정도로 되었으므로 대장승격으로 치료하였더니 쾌차하였다. 이증은 통비(痛痺) 한승(寒勝)이었다.

3) 30대 한 여자가 둘째손가락 중간 마디가 먼저 마비되고 점차적으로 구안와사에 이르는지라 대장승격을 썼더니 오도에 쾌차하였다.

4) 한 부인이 오른쪽 어깨가 아프고 손도 마찬가지로 아팠는데 그 오라비가 침과 약으로 유명한데 이 역시 동생의 천응(天應) 혈을 마구 난자하여 병세가 더 심하고 추웠다 열이 났다 하며 옷 입는데도 타인의 도움을 얻어야 할 형편이므로 대장승격을 썼더니 한열이 그치고 수도(數度)에 통비(痛痺)가 그치고 옷을 뜻대로 입을 수 있었다.

5) 10살 정도 한 남자 아이가 엄지발가락 안쪽 부분이 갈라져 길이가 한 치정도 넓이는 삼분(3分)정도로 가렵거나 아프지는 않으나 이미 10여년이 되었는데 누가 기름으로 지지면 치료가 가능하다 하여 수차례 지져보았으나 한열을 느끼지 못하므로 비승격으로 치료하니 2도에 낫기 시작하고 4도에 쾌차하였다. 이증은 착비(着痺)이다.

6) 30대 한 여자가 우족(右足)의 상구 혈과 연곡, 용천혈 부위가 옅은 흰색의 손바닥과 같은 크기로 발진의 독(毒) 즉 진독(疹毒)같은 것이 밤톨만 하고 어떤 것은 희고 어떤 것은 붉은데 생긴 곳이 심하게 가렵다고 하기에 착비로 치료하여 3개월에 다 나았다. 다른 흔적이 신경(腎經)을 침범하였는데 이는 무슨 연유일까? 신경은 본래 마목

이 없기 때문이다.

7) 30대 한 남자가 양쪽다리에 붉은 습창(濕瘡)과 같은 것이 위로 가슴과 등에 까지 이르렀는데 착비(着痺)로 치료하였더니 유효하더라. 착비로 치료한 연유는 병소(病所)가 비경(脾經) 부위에 있고 아래다리 쪽에 창(瘡)은 습이 원인이기 때문이다.

8) 40대 한 남자가 오른손의 바닥과 손등에 붉은 반점이 온통 펴져 있으면서 대장경과 삼초경 위의 손목 횡문(橫紋) 후방 부위에 침범 되었으나 소지(小指)에는 침범되지 않았다. 그러나 팔꿈치 후방의 소장경맥(小腸經脈)에 결핵(멍울)이 만져지면서 소장경이 지나는 곳에 비증(痺症)이 있었다. 이것은 소장병인 줄 알고서 맥비(脈痺)로 치료하였더니 효과가 신통하기에 기록해 둔다.

9) 50대 한 남자가 전신에 피부병으로 가렵고 그 색이 암적(暗赤)하면서 하얀 것이 꼬리뼈에서부터 음낭 앞부분 털이 난 모제(毛際)까지와 하부에는 오금부위가 극심하고 상부에는 척택(尺澤)혈 근처가 극심한데 비록 골비(骨痺)에는 이르지 않았어도 양수부족(陽水不足) 방광허(膀胱虛)인 것을 알고 골비 방으로 치료하니 유효하였다. 이증은 골비방(骨痺方) 이었다.

10) 30대 한 남자가 양다리 무릎아래 빈틈없이 짓물렀는데 가을과 겨울에는 극심하고 봄과 여름에는 피부가 두텁게 굳으면서 검붉고 하연 것이 비(痺)와 같은지가 이미 20년 이라 극심할 때는 무릎위로도 짓무르나 혹은 음낭에 까지 미치는 지라 착비방(着痺方)으로

치료하니 유효하였다.

11) 40대 한 남자가 오른쪽 속골(束骨) 혈에서 복숭아 뼈 아래까지 마목(痲木)증이 있는데 어떤 치료자가 약과 뜸으로 다스렸는데 뼈가 드러날 정도로 패인 곳이 대추크기 만한 데 수개 처나 있는지라 외과(外踝) 아래는 방광경이므로 골비(骨痺) 방으로 치료하여 쾌차하였다.

12) 20대 한 남자가 한쪽 발소지(小指)와 차지(次指)가 탈락되면서 침을 질질 흘렸고 발 앞뒤에 마목이 있으며, 족 소지(小指)와 차지는 담경(膽經)의 소관이므로 물어보니 소지에서 시작했다고 하기에 골비 방으로 치료하니 유효하였다.

13) 40대 한 남자가 음낭가려움 즉 소양증(瘙痒症)으로 앓으며 뒤로는 항문근처에서 양다리 곡천 혈 아래까지 이르렀으며 무릎이 시큰하고 혹은 자통(刺痛)하면서 흉복에 체물(滯物)이 있는지라 골비 방으로 치료하니 유효하였다. 곡천 혈 부위는 간경(肝經) 분야이고 체물이 있는 것은 식울(食鬱)과 비슷한데 방광경으로 치료한 것은 낭피는 방광에 속하였고 무릎내측도 방광에 속한 것이 많으며 체(滯)와 같은 것은 삼양열(三陽噎)인 것이다.

14) 50대 한 남자가 양다리 바깥 쪽 복숭아 뼈 튀어나온 위쪽에 밤톨만한 혹이 각각 한 개씩 생겨 눌러도 아프지 않은데 당시 의사들은 마목(痲木)증으로 불치라고 하였는데 내가 의심스러워 살펴보니 좌측내슬(左膝內側)이 시큰하고 아프다기에 이것은 방광지증

(膀胱之症)으로 골비 방으로 치료하였더니 수도(數度)에 유효하였다. 그렇다면 외과(外踝)의 병을 담경(膽經)이라고 한 것은 잘못된 것이 아니가. 방광허(膀胱虛)하여 편고위지(偏枯謂之)한 것은 반신불수라 했는데 (중풍편 참고) 비대한 사람에게 이 증이 많은 것은 기름진 음식이 습을 자양 시켰기 때문일 것이다.

15) 20대 한 남자 몸에 피부병이 많은데 그 색이 먹물을 바른것처럼 크고 작은 것이 고루 섞여 있는데 대부분 한 쪽 등에 많으므로 골비 방으로 다스렸더니 유효하였다.

16) 30대 한 남자가 백전(白癜)과 같은 것이 왼쪽다리 종아리 뼈 앞부분에서 시작하여 간경과 위경에까지 연결되었으며, 머리 발제(髮際)앞 뒤 부분이 다리보다 더욱 하얗게 된 지가 이미 5~6년인데 간경분야에서 시작되었다하므로 근비(筋痺)로 치료하였더니 유효하였다. 백전이 다리에서부터 시작한 것은 간이며, 눈처럼 흰 것도 간경에 많이 있는 것을 누차 경험하였는데 이증은 근비(筋痺)이다.

17) 30대 한 남자가 우측 무릎내측에 손바닥만한 백전(白癜)이 시작하여 크고 작은 것이 고루 섞여 번져 있었다. 간경분야에서 시작되었다하므로 근비(筋痺) 방으로 치료하기 수개월에 효과를 보았다. 그러면 전풍(癜風)은 간과 비경에서 많이 나타나는가?

18) 한 남자가 좌측 무릎내측에 전풍(癜風)이 생기더니 점차 손바닥만하게 커져서 만져보면 마목증이 된지가 이미 8~9년에 이르렀다. 온 몸이 모두 변하고 눈썹이 빠져 두문불출한지가 수년이라고

한다. 처음 살펴보니 온몸이 똑같아 구분할 수가 없어 자세히 물어보니 무릎내측에서 시작되었다고 하기에 근비(筋痺)방으로 치료하면 효과가 있을 것으로 확신하였으나 그 사람의 모습이 치료 받으러 다니기도 어렵고 또 내가 가서 치료해 줄 수도 없어 환자에게 근비(筋痺)방 자침(刺針)법을 가르쳐 주어 스스로 치료하게 하였더니 1년 후에 절반정도 나았다니까 지금쯤에는 완쾌되었을 것으로 생각한다.

19) 30대 한 남자가 양발이 부어서 붉기도 하고 희기도 하였는데 그 다음해에 오른손이 그러하니 당시 의사들은 습(濕)이라고 하기도 하고 또는 열이라고도 하고 또 다른 의사는 풍마(風痲)라고 하여 습열풍마(濕熱風痲)로 치료하여도 백약이 무효하였다. 6년 후에는 눈이 뒤집히면서 눈썹이 빠지고 구안괘사(口眼喎斜)증이 오더니 온몸 백전에 별이 줄지어 있듯이 심하게 발생한지라 사지말단은 위(胃)에 속했으니 기비(肌痺)로 7도나 치료하여도 효험이 없었다. 의심스러워 다시 물어보니 좌측 큰 발가락 행간 혈 부위가 갈라져 아물지 않았다고 하므로 비로소 간약(肝弱)인줄 깨닫고 근비 방으로 치료하였더니 17도에 별모양은 사라지고 구안도 평소와 같이 되었다. 이와 같이 되기까지는 6~7개월이 되어 완쾌되었다.

20) 45세 남자가 왼쪽 소지(小指)가 구부러지고 손도 손목처럼 가늘고 힘도 쓰지도 못한다. 여기에 소지의 외측이 마목한지라 심정격으로 치료하였더니 효험이 없어 다시 맥비(脈痺)로 치료하였더니 유효하더라. 그러면 심경에는 본래 마목이 없으니 맥비로 치료하면 된다.

21) 20대 한 남자가 우측에 구안괘사(口眼喎斜)하고 우수(右手) 소지 외측(小指外側)에서 팔꿈치까지 마목하며 눈알이 충혈되어 뒤집히고 전신에도 마목현상이 있다. 우측 발 과골(踝骨)아래가 짓물러서 아물지 않았으며, 엄지발가락은 갈라져서 종기가 된지 이미 5~6년이 되었다. 이는 소장증후(小腸症候)이므로 맥비(脈痺)방으로 치료하니 4도에 구안이 바르게 되고 종기는 아물었으나 마목은 풀리지 않았는데 20여도가 되었어야 마목이 풀리고 쾌차하였다.

22) 40대 한 남자가 오른손이 마목(痲木)되고, 아프기는 끓는 물에 집어넣은 것 같아서 항상 물로 축이고 겨울밤에도 방에 들어 앉아 있지를 못하고 손을 흔들어 대고는 한다. 부분이 분명하지는 않으나 자세히 물었더니 여름철에 시작이 되었다 하기에 맥비(脈痺)방으로 치료하여 효과를 보았다. 어찌 그 증상은 같은데 통증은 다른 것은 왜일까?

23) 40대 한 남자가 사지말단이 희멀겋게 부어오르고 저리고 힘을 못쓰며, 사지가 노곤하고 아파서 문 밖을 겨우 출입할 정도이고, 얼굴은 달아오르고 전신에 부기가 있는 것 같아 처음에는 맥비로 치료해도 효험이 없어 기비로 치료하니 유효하였다. 경락은 분명치 않았으나 사지와 얼굴은 위(胃)에 속하였기 때문이다.

24) 50대 한 남자가 오른손 지구 혈 위쪽에 어린이 손바닥만한 백전의 가운데 피부가 갈라지고 살이 문드러지고 버들잎 같은 것이 오른 손등에도 하나 있는데 환처(患處)를 만져도 깊이 긁으면 아프고 약하게 긁으면 아프지 않은지가 10여년이 되었다. 삼초는 비록 마

목이 없지만 환처가 바로 지구 혈 상부에 있으므로 처음에는 삼초정격을 3~4개월이나 썼는데 효험이 없을뿐더러 더욱 심하게 흰색이 옮어졌다. 그래서 백호풍(白狐風)으로 의심하여 치료한지 한 달여 만에 피부가 헐고 더욱 심하게 번져 진찰과 치료가 참으로 어려운지라 다시 통비한승방(痛痺寒勝方)으로 치료한 지 수개월에도 효험이 없었다. 바야흐로 약하게 살짝 긁으면 아프지 않는 것이 피비(皮痺)인 줄 깨닫고 피비 방으로 치료하니 수개월 만에 피부가 갈라지고 짓무르든 것이 아물게 되었다. 그러나 환자가 2~3가지 처방으로 치료하매 싫증을 느끼고 치료를 거부하므로 나도 또한 막지를 않았다.

25) 30대 한 남자가 미골(尾骨)에서부터 허리 아래까지 손바닥 만하게 매우 희며, 또는 얼룩이 호랑이 표피(表皮)와 같다. 들어보니 7~8년 전 오른편 엄지손가락이 곪아 백치(百治)가 무효하였다하므로 폐정격을 썼더니 엄지손가락 곪은 것이 먼저 나았다.

26) 한 남자가 사지말단과 얼굴에 풀을 칠하여 마른 것 같은데 손에 폐경분야가 몹시 아프므로 폐승격으로 치료하였더니 유효하였다. 백호풍이 아닌데 폐승격으로 다스린 까닭은 무엇인가? 폐증(肺症)이 위쪽에 있으면 승격을 많이 사용하기 때문이다.

27) 한 여자가 좌측허리 요척(腰脊)부위에 1치 정도 작은 동전만한 점이 생겨 진한백색이기는 하나 가루(각질)는 없었는데 1년이 지나서 큰 동전만하며 또 그 후에는 좌측 목 아래 견정(肩頂)부위에 바둑알만한 것이 생겨서 폐승격으로 치료하였더니 한 달 후에 견정

(肩頂)측과 요척 위에 생겼던 점이 조금 나았고 3~4개월 만에 완전히 나았다.

28) 30대 한 남자가 좌측 엄지손가락이 마목 하였는데 침과 뜸으로 잘못 치료하여 이미 한 마디가 탈락했는데 병세는 차츰 심하므로 폐승격으로 치료하였더니 유효하였다.

동이 임상

a) 52세의 남자는 야간 등산을 무리하게 한 후유증으로 무릎이 아프기 시작했는데 시간이 지나면 나아질 걸로 생각했으나 더욱 심하다고 한다. 통처는 위중(委中)부위가 땅기고 아파서 계단 오르기가 힘들어 병원에 가서 사진을 찍어보니 무릎에 물이 찼다고 하면서 치료를 받았는데 한동안은 괜찮더니 다시 똑 같은 현상으로 아프기 시작하여 또 병원에 가서나 물리 치료와 약만 처방해 주는데 치료받을 때에는 조금 나아지는 것 같으나 마찬가지로 고통스럽다고 한다. 이 사람의 치료는 좌측에 방광승격을 쓰고, 위중부위에 기제를 0.3cc를 주입하고 간유부에 윤제를 주입하는 치료를 2회 정도 하였더니 통증이 반감이 되고 걷기가 한결 부드러워졌다고 하기에 이후 3회를 더 치료하니 완쾌되었다.

b) 57세 여자는 사지의 뼈마디가 아프지 않은 곳이 없으며 날씨가 추우면 더욱 심해져 거동을 못한다고 한다. 한약을 먹어도 보고, 지금은 양약(진통제)로 연명하고 있다고 한다. 통비로 생각되어 우측에

대장승격을 쓰고 신유부와 대장유부에 윤제를 쓰고, 냉락에 침자로 다스렸더니 통증이 많이 줄어 잠을 잘 잤다고 한다. 이후 8회를 더 치료하였더니 완쾌되었다.

c) 46세의 남자는 통풍환자로 여행을 나올 때 통증이 올 기미가 다분하였는데 가족과의 1년 전부터 여행약속이 되어 있어 어쩔 수 없이 가족과 함께 여행을 나오게 되었다고 한다. 오지여행 하루 만에 통증이오기 시작하여 숙소로 돌아왔는데 통증이 심하여 가족모두가 어찌할 바를 몰라 안절부절 상태였다. 먼저 담정격을 쓰고, 신유부에 윤제를 주입. 발등과 엄지발가락 통처에 사혈을 하였더니 누른 물이 줄줄 흘러나왔다. 가족모두가 여기서 여행을 중단하고 환자 때문에 계획된 여행이 엉망이 되어 분위기가 삭막해졌다. 이틀을 더 치료를 했더니 다행히 통증이 감해져 여행을 다녀온 후 다시 치료받기로 하고 떠났다. 통풍환자의 약침치료는 신중해야한다. 통처보다 먼저 신장부터 치료를 한 후에 어느 정도 기능이 회복되거든 통처를 다스려야 한다. 만약 통처에 진통효과가 있다고 해서 기제를 주입하면 야단이 난다. 기제가 요산과 합쳐지면 치료는커녕 오히려 요산에 분해되어 통증이 더 가중이 된다. 먼저 신장을 다스리고 통처에는 사혈이 좋으며, 어느 정도 통증이 진정되었을 때 통처에서 즉 발가락이 통처이면 삼리부위에 골을 연해서 기제를 소량씩 주입하면 사혈 시에 요산배출이 한층 더 잘된다. 또 통증이 진정이 되면 삼음교 쪽으로 내려오면서 기제를 0.1cc정도 소량을 주입하고, 사혈하는 방법을 쓰면 치료가 원활히 이루어진다.

제25장
위증(痿症)

몸의 근맥이 이완되고 팔다리의 근육이 위축되는데 상체는 실하나 하체가 허약하여 잘 걷지를 못한다.

위증을 풍증으로 잘못 알기 쉬운데 풍증은 외감이고 위증은 내상이다. 위증은 온열병이나 열증으로 음액이 부족하여 근맥을 자양하지 못하거나 습열이 근맥에 침습하였을 때와 구병으로 몸이 허약해졌거나 간신의 정혈(精血)이 부족하여 근골을 자양하지 못하는 등으로 생기며, 특히 발이 항상 열이 나는 사람은 나중에 반듯이 위증으로 발전한다고 한다.

사암침법(舍岩鍼法)

1) 위벽(胃癖)은 위증이 주로 다리에 많이 생긴다고 하여 위벽이라고 하였다. 그러나 위벽이 다리에만 생기는 것이 아니라 팔이나 몸의 윗부분에도 생긴다. 치료는 폐정격을 쓴다.

2) 맥위(脈痿)는 심열로 근맥을 자양하지 못하여 생긴다. 다리가 여위

고 힘이 없어 잘 걷지 못하며, 무릎관절 족관절이 늘어져 잘 놀리지 못하게 된다. 치료는 심정격을 쓴다.

3) 근위(筋痿)는 간열이 음혈(陰血)을 상해서 힘줄을 자양하지 못해서 생긴다. 힘줄이 오그라들고 점차 약해져서 팔다리를 움직이기 힘들어 하고 손발톱이 마른다 치료는 간정격이다.

4) 육위(肉痿)는 비열(脾熱)로 위음(胃陰)이 부족하여 기육을 자양하지 못하거나 습사가 기육에 침범하여 생긴다. 입 마르고, 살갗이 저리고 감각이 없다. 치료는 비정격이다.

5) 골위(骨痿)는 신열(腎熱)이나, 과로로 신정이 소모되어 생긴다. 허리와 잔등이 시큰거리면서 힘이 없고 굴신하기 힘이 든다. 힘살이 늘어지고 약해져서 잘 걷지도 못한다. 치료는 신정격을 쓴다.

- 무릎시큰, 근육에 힘이 없어 보행이 어려울 때는 폐정격.
- 사지 골절이 옮겨 다니면서 아플 때는 폐한격을 쓴다.
- 팔을 들어올리기 힘들 때는 이간(+), 양곡(−).
- 사지가 쑤시고, 저리고, 통증이 심할 때는 소장정격 또는 대장승격을 쓴다.
- 어깨 앞 쪽과 팔꿈치 통증에는 삼간(−), 또는 대장정격 또는 대장승격을 쓴다.
- 겨드랑, 옆구리 부분과 어깨와 팔이 아플 때는 통곡 신맥(+), 절골 위중 곤륜(−)을 한다.
- 어깨, 팔꿈치 위쪽과 팔의 통증에는 곡지 삼리 통리(−). 또는 삼리 곡지 견우(+).
- 어깨와 등이 겸하여 아플 때는 견정 견우(침), 또는 수삼리(−). 또는 지음 중저 위중(−)을 한다.
- 손바닥이 아플 때는 용천(−)을 하고, 손톱 밑이 아플 때는 태백(+), 소부(−)을 한다.
- 다섯 손가락이 모두 아플 때는 외관 수삼리 절골(−).
- 손이 몹시 가려울 때는 십선과 팔사에 (침)한다.
- 허리 부상에는 대장정격, 다리와 무릎 통증에는 행간 내정 연곡(−)을 한다.

- 발바닥이 아플 때는 노궁(−), 발이 몹시 가려울 때는 곤륜(−), 또는 족십선 과 팔풍에 침을 한다.
- 다리 부분의 방광경맥 근육이 땅기는 증세에는 천주 풍부(+), 위중 곤륜(−)을 한다.
- 손이나 팔이 낙상으로 아플 때는 곡지 양지 중저 열결 합곡 외관(+)을 한다.
- 손이나 팔이 부러졌을 때는 곡지 외관(−), 팔사 통(通).
- 다리나 발이 낙상으로 아플 때는 삼리 절골 태계 협계 행간(+)을 한다.
- 다리나 발이 부러졌을 때는 삼리 조구 팔풍 통(通).
- 허리 부상으로 심하게 아플 때는 공손 침(針).
- 옆구리 부상으로 몹시 아플 때는 양능천 임읍(−).

면역약침(免疫藥鍼)

a) 위벽의 주입처는 견정, 쇄골하부, 심장부에 윤제를 쓰고, 폐유부에 윤기제를 병행하여 쓰고, 곡골부위에 기제를 쓴다.

b) 맥위의 주입처는 견정, 심장부에 윤제를 쓰고, 고황부, 심유부에 윤기제를 병행하여 쓰고, 회음양방에 기제를 쓴다.

c) 근위의 주입처는 견정, 간장부에 윤제를 쓰고, 간유부, 간유부2, 는 윤기제를 병행하여 쓰고, 곡골부위에도 윤제를 쓴다.

d) 육위의 주입처는 견정, 췌유부에 윤제를 쓰고, 간유부, 간유부2, 는 윤기제를 병용하고, 곡골부위에 윤제를 쓴다.

e) 골위의 주입처는 견정, 간유부, 신유부에 윤제를 쓰고 회음양방에 기제를 쓴다.

사암치험 예

1) 40대 한 남자가 우측 무릎이 시큰하여 여러 방법으로 치료하여도 효험이 없어 폐정격으로 치료하였더니 1도에 쾌차하였다.

2) 한 어린이가 거북이 등과 가슴모양의 병증이 생기고 다리가 저리고 힘이 없어 펴고 구부리지도 못하면서 누우면 일어나지도 못한다. 양다리는 때때로 떨리는데 만지면 더 심해진다. 구배(龜背), 구흉(龜胸)은 모두 폐상(肺傷)이므로 폐정격으로 치료하였더니 수도(數度)에 온몸의 피부의 병증이 없어지고 눈에 군살도 없어졌으며, 발은 생각대로 구부리고 펼 수 있으며 방안에서 기어 다닐 수도 있었다.

3) 한 소아는 양다리가 무력하여 앉거나 서거나 들어 올리지도 못하였다. 좌측 옆구리 부위를 만져보니 자라 뱃가죽 모양의 흔적이 있으므로 근위(筋痿)방으로 치료하였더니 불과 1도에 자라 뱃가죽과 같은 증상과 다리의 증상이 함께 나았다.

4) 2살 먹은 소아가 별학(鱉瘧)으로 오랫동안 앓아 왔는데 옻닭 한 마리를 먹도록 권하는 사람이 있어서 복용시켰더니 옻닭으로 인해서 옻독이 발생하여 며칠 후에 아픈 곳이 조금 낫기는 했으나 오른발이 저리면서 힘이 없어지고 무릎아래도 가늘어지고 땅을 디딜 수가 없었다. 큰 손가락이 구부러져 아래로 향하는지라 이것은 근위(筋痿)이므로 좌측에 근위방으로 치료하니 유효하였다. 그러면 간증

(肝症)도 우측에 있기도 하나보다.

동이 임상

a) 중학생 한 남자아이는 음식을 먹으면 토하고, 피부도 거칠어 마치 뱀 비늘 모양 같으며, 팔 다리가 힘이 없어 운신이 힘들고, 피부감각도 무디어 때수건으로 발적(發赤)이 되도록 문질러도 감각이 없다고 한다. 이 증상은 위증으로 우측에 비정격을 쓰고, 간유부와 췌장부에 윤제를 썼더니 차도가 있어 3회를 더 치료하니 음식을 먹게 되고 운신을 하는데 한결 좋아졌다고 하기에 이후 12회를 더 치료하니 거의 다 나았다.

도움말

* 어깨의 모든 염증성 통증에는 기제를 쓰고, 그 외에는 윤제를 쓰는데 중요한 것은 자세와 통처를 정확하게 압진을 해서 찾은 다음 주입을 한다. 염증은 주로 골막을 연해서 발생하는데 주입 시 각도와 속도에 유의하고, 견갑골의 경우 팔을 앞으로 길게 뻗은 후 관절부위를 압진해보면 쉽게 통처를 찾을 수 있다. 윤제주입 부위는 그림을 참고하고 기억해 두기를 바라며, 주관절 경우도 마찬가지로 펴고 굽히면서 골막에 발생한 염증부위를 찾아 기제 0.2cc 정도를 정확히 주입하면 한 방에 끝을 볼 수 있을 것이다.
* 손목이 시큰대는 요골 역시 염증성에는 기제를 쓴다. 손가락은 류마티스 관절로 통증이 심한 데는 마디에 표피(表皮)을 떠서 0.1cc 정도 주입을 한다.
* 슬 관절 역시 류마티스에는 기제를 쓰고, 퇴행성에는 윤제(연골 재생제(shd))를 쓰는데 슬안 양방에 주입한다. 1회에 0.1cc가 적당하며 보통 5~7회에서 재생이 된다. 단 연골이 사고 등으로 파열이 되어 너덜너덜 하게 된 경우는 재생이 되지 않는다. 척추 협착증, 요추 탈출증 등에도 3~5회 주입으로 회복시킬 수 있다.
* 악성 피부염증에도 기제를 쓰는데 피하에 주입을 한다.

제26장 혈증(血症)

고전에 우리 몸에 기혈은 뜻과 성품을 소장하고 있으며, 경락을 병행하면서 쉬지 않고 순환한다. 운기가 과하여 양기가 실하면 쉬지 않고 두루 돌지만, 운기가 부족하여 음이 약하면 그 원인을 살펴야 한다.

혈은 기를 따라 순행하므로 심하게 화를 내면 기가 역행하여 피를 토한다. 심포에 열이 방광을 침입하면 소변에 피가 나오고 장부에 습열이 쌓이면 혈변이 나온다. 장(臟)에 혈이 족하면 진액이 넉넉하고, 부(腑)에 혈이 족하면 윤도 넉넉하다. 다리에 혈이 족하면 보행에 힘이 있고, 손에 혈이 족하면 물건을 힘 있게 잡을 수 있다. 속에 있을 때는 혈이고, 밖으로 나오면 땀이 된다.

땀과 혈이 안정되게 협조되면 기맥(氣脈)이 강건해 진다.

사암침법(舍岩鍼法)

1) 토혈(吐血)은 정신적 자극, 술이나 음식이 상했거나 과로 등으로 위열이 생기거나 비와 간의 기능장애로 생긴다. 위열이 생길 때는 명

치 밑이 트적지근하면서 선홍색이나 암자색의 피를 토한다. 입안은 마르고, 소변은 누렇거나 붉으며, 대변은 굳고 때로는 피가 섞인다. 치료는 음곡(+), 중봉(−), 삼리(迎).

2) 실혈(失血)은 외상으로 인하여 출혈이 과다한 증이다. 치료는 음곡 곡천(+), 절골(−)를 한다.

3) 어혈(瘀血)은 피가 몸 안의 일정한 곳에서 머물러 생긴 병증이다. 치료는 태연 태백(+), 곡지(−)를 한다.

4) 해혈(咳血)은 기침할 때 피가 나오거나 가래에 피가 섞여 나온다. 기침이 심하게 나다가 피가 나오는 것은 해혈인데 그 원인은 폐에 있고, 기침할 때 가래에 피가 섞여 나오는 것은 소혈인데 그 원인은 비에 있다고 하였다. 혈락(血絡)을 상하거나 기가 허하여 혈을 통솔하지 못하여 생긴다. 치료는 태연 태백(+), 소부 어제(−)를 한다.

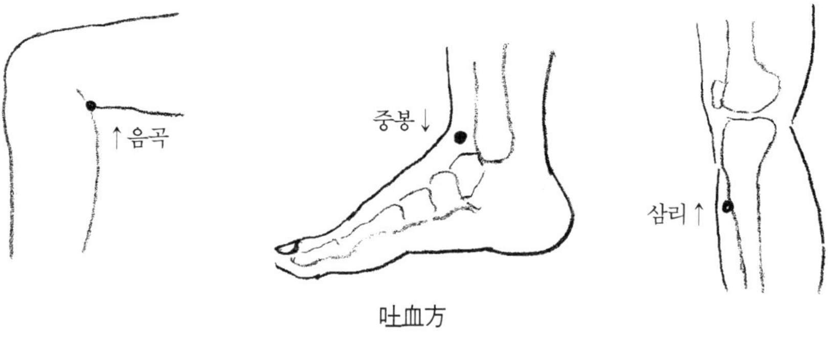

吐血方

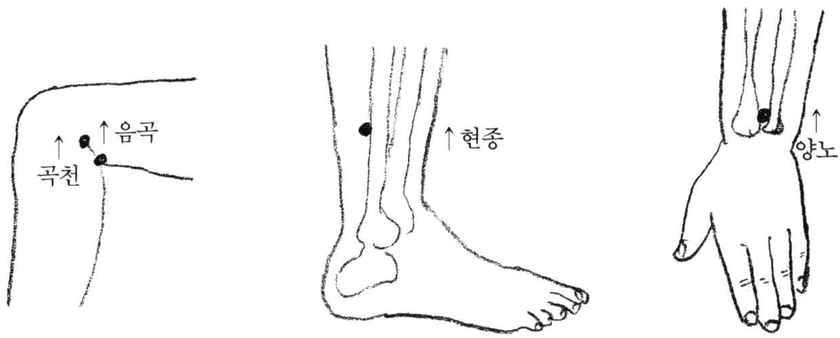

失血方

- 혈이 허하여 한 부분이 정해져 아플 때는 소장정격.
- 하혈을 하거나 토혈을 할 때는 간정격이다.
- 생리 혈이 검은 경우와 덩어리로 나올 때는 어혈방이다. 어혈방(瘀血方)은 태연 태백(+), 곡지(−).
- 손발목과 손발가락을 다쳤을 때는 소장정격 및 어혈방이다.

면역약침(免疫藥鍼)

a) 토혈의 주입처는 견정, 간장부에 윤제를 쓰고, 간유부, 간유부2에 윤기제를 병행하여 쓰고, 냉락침은 12시.

b) 어혈의 주입처는 견정, 간장부에 윤제를 쓰고, 간유부 신유부에 윤기제를 병행하고, 회음양방과 복부의 뜬뜬한 곳을 찾아 기제을 주입한다.

c) 해혈의 주입처는 견정, 쇄골하부, 췌장부에 윤제를 쓰고, 간유부에 윤기제를 병행하여 쓴다. 회음양방에 기제를 쓴다.

사암치험 예

토혈(吐血)은 선명한 피가 그치지 않는 것이고, 눅혈(뉵血)은 목구멍에서 나오는 것이 아니다. 손혈(損血)은 상해(傷害)로 인한 출혈이고, 어혈은 손상되어 풀리지 않는 것이다. 해혈(咳血)은 가래에 피가 섞여 나오는 것이다.

1) 한 남자가 술에 취하여 소를 당기면서 끌려다가 소를 안고 땅바닥에 넘어져서 가슴을 다쳐 끊어질 듯 했는데 어혈방으로 치료하였더니 1도에 붙잡고 일어나 앉더니 다시 일어서기도 하였는데 이후 수도를 더 치료를 하였더니 말끔히 쾌차하였다.

2) 70세 남자가 오른손이 골절되어 젖혀 꺾여 졌는데 기혈(氣血)이 쇠약하여 자침이 불가능하였다. 그래서 부목 두 개로 앞뒤로 부쳐 고정시켜 놓고 병든 반대쪽에 어혈방으로 치료하였더니 1도에 쾌차하였다.

3) 50대 한 남자가 때로 답답한 기운이 있으면서 냉물(冷物)의 체기(滯氣)를 겸하고 있다고 한다. 처음에는 심정격을 썼더니 효험이 없어 다시 들어보니 중년에 상처가 많았다고 하기에 어혈방으로 치료를 하였더니 3도에 쾌차하였다.

4) 한 남자가 음낭과 성기를 발길질에 차여 허리의 굴신이 불능하고 앉거나 눕기고 역시 어려워 신정격으로 치료하였더니 수도에 완치되었다.

동이 임상

a) 27세 남자는 교통사고를 당하여 병원에 입원하였다가 퇴원을 하였는데 다리에 많은 어혈(瘀血)통으로 후유증을 앓고 있는데 통처에 기제을 주입하고 어혈 방으로 자침하여 치료하기를 10회 정도에서 완쾌되었다.

제27장 곽란(癨亂)

갑자기 게우고 설사하는 병증이다. 주로 무덥고 습한 여름철에 찬 것, 날것이나 변질된 음식물을 잘못 먹어 생긴다.

증상에 따라 습곽란, 건곽란으로 나누며, 습(濕)은 다시 한(寒)곽란, 열(熱)곽란으로 나눈다.

건 곽란은 갑자기 가슴과 복부가 비틀듯이 아프고 수족이 싸늘하며, 맥은 침세(沈細)하면서 위로 토하려고 해도 토하지 못하고, 아래로 쏟으려 해도 쏟지 못한다. 음양이 막혀 오르고 내림이 불통한 것이다. 이때 소금물을 먹여 토하도록 하고, 조금 안정이 되면 이중탕을 가감해서 쓴다.

습 곽란은 갑자기 가슴 밑이나 명치 밑이 아프고, 위로 토하고 아래로 쏟으면서 불안스러워 하고, 사지가 싸늘하며, 열은 심하지만 추워하고, 두통과 어지럼증 등과 육맥(六脈) 양쪽 촌관척(寸關尺) 삼부맥이 침복(沈伏)하면서 느끼기 어렵다.

사암침법

1) 곽란비란(癨亂悶亂)

갑자기 심복(心腹)이 아프면서 구토한다. 심화가 상승하여 토하는 것이다. 중완 正, 음곡 심해(+), 대도 소부(−).

2) 곽란전근(癨亂轉筋)

곽란 때 심한 게우기와 설사로 기와 음이 허해져서 힘살을 영향하지 못해 생기는데 주로 한(寒)곽란때 볼 수 있다. 경할 때는 양다리 특히 비장근에 경련이 일고 심할 때는 아랫배가 켕기고 음랑이 수축되며 혀가 말려든다. 석문 正, 사관(四關) 영(迎), 십선(十宣) 사(瀉).

3) 곽란폭설(癨亂暴泄)

갑자기 심복이 아프면서 설사한다. 비습(脾濕)이 하류(下流)하기에 설사하는 것이다. 삼리 소부(+), 대돈 은백(−).

4) 곽란흉만(癨亂胸滿)

곽란으로 가슴이 답답하고, 피를 토하기도 하면서 울부짖기도 한다. 중완 正, 기해(−), 삼리(+),

5) 곽란두통(癨亂頭痛)

곽란으로 머리가 아프면서 호흡이 급박해져 헐떡거린다. 천돌 석문 영(迎), 삼리(−).

6) 곽란기사(癨亂己死)

곽란으로 이미 죽었어도 가슴에 따뜻한 온기가 있는 상태이다. 태충 삼리(+), 합곡(−). 하면 깨어난다. 또는 찰흙을 소금물에 반죽하여 배꼽구멍을 채우고 그 위에 뜸을 뜬다. 많이 뜨면 효과가 크다.

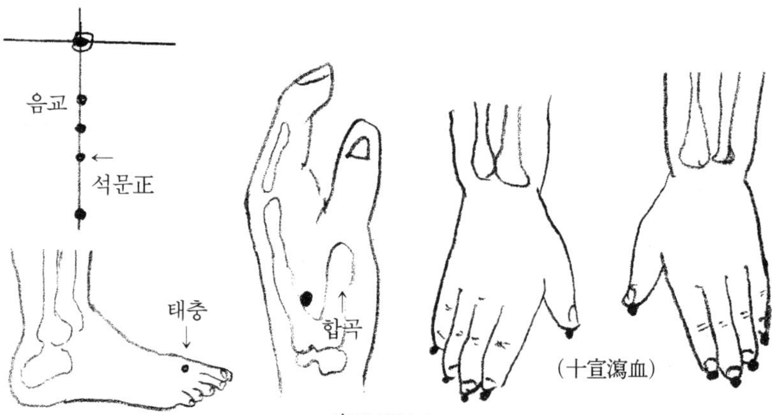

癨亂轉筋方

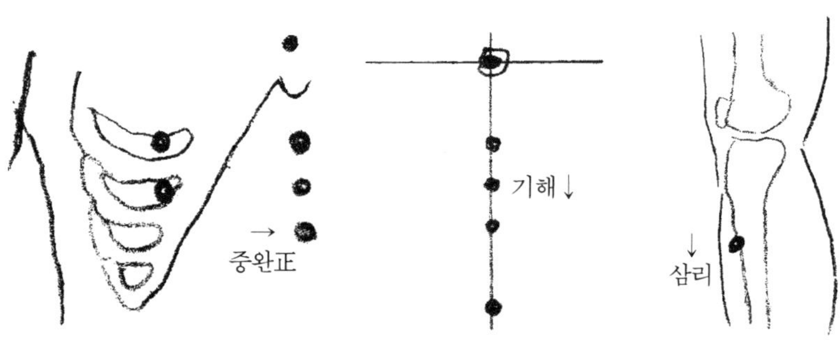

癨亂胸滿方

☀ 십선혈 : 열 손가락 끝, 손톱 밑 중앙
☀ 심해 : 심경(心經)의 소해(少海)를 말한다.

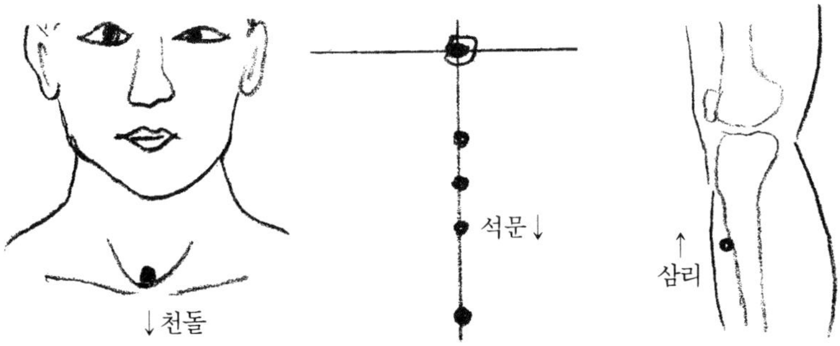

癨亂頭痛方

제28장
치루와 치질(痔漏와 痔疾)

고전에 포식하면 근맥이 늘어져 장(腸)이 습하여 치질이 생겨난다고 한다. 과식을 하면 비기(脾氣)가 지쳐 운화(運化)시키지 못하여 청탁(淸濁)이 섞여 하류(下流)하여 대장에 쌓이므로 장이 무력해지고 치질은 성해진다.

치루는 항문 주위에 누공이 생긴 병증으로 일반적인 증상은 치루 구멍에서 피고름과 진물이 흐르면서 끈적끈적하고, 가려우며 창구가 막혔다 터졌다 하면서 아프기도 하고 열이 나기도 한다.

사암침법(舍岩鍼法)

1) 치루와 치질은 삼리 곡지(+), 양계 양곡 통곡(−), 요안혈에 침을 한다.

면역약침(免疫藥鍼)

a) 대장유에 윤기제를 병행하고, 장강, 회음양방에 기제를 쓰며, 치루는 괄약근에 기제를 주입하고 또는 난유를 주입하기도 한다. 치질은 괄약근 주위와 치질 핵에 기제을 주입한다.

제29장 소아(小兒)

소아의 병은 모두 열에서 나오는데 어찌된 까닭인가. 남아는 신화(腎火)가 많고, 여아는 간화(肝火)가 많은데 신(腎)에 화가 있으면 열(熱)이 정(精)에 미치고, 간에 화가 있으면 혈이 뜨거워진다.

소아는 부모로부터 정과 혈을 받아 성태(成胎)하는 고로 소아의 병은 다 태열에서 나온다. 열이 나고 얼굴이 붉으며 눈까풀은 붓고 눈을 잘 뜨지 못하며, 답답해하면서 계속 울고 젖을 물릴 때 입안이 덥다. 오줌은 붉고 대변은 굳다.

1) 급경풍(急驚風)

갑자기 심한 놀람과 무서움을 받아서 생긴다. 열이 높으면서 번조불안해하고, 자주 놀라며 얼굴과 입술이 붉어지고 팔다리가 싸늘하며, 의식이 혼미하고 숨이 차다가 경련이 일면서 팔다리가 오그라들고 눈을 치뜨며 이빨을 악물고, 거품과 침을 올린다. 경련발작이 일었다 없었다 하거나 계속되는 때도 있다. 치료는 소상, 인중, 상성(－).

2) 만경풍(慢驚風)

소아들이 중한 병에 걸리거나 또는 병을 오랫동안 앓는 경우에 비기(脾氣)가 허하고, 간기(肝氣)가 성해지거나 음허, 양허 등으로 생긴다. 천천히 발병하고 열이 없으며, 경련은 일었다 멎었다 하며, 병이 완만하게 진행되는 것이 만경풍의 특징이다. 비기허(脾氣虛)로 생긴 때는 의식이 똑똑하지 못하고 자려고만 하는데 잘 때는 눈을 뜨고 잔다. 얼굴색은 누렇고 대변은 붉은 빛이 은은하며, 손발이 차고 때로는 경련이 일어난다. 치료는 토하면 용천을 (−)하고, 설사하면 백회를 (−)한 후에 합곡과 태충에 침(針)한다. 또는 비정격을 쓴다.

3) 구토유식(嘔吐乳食)

젖 먹은 후에 곧 구토하는 증. 치료는 내관을 (+)하고, 중정에 뜸을 한다.

4) 구흉(龜胸)

젖먹이 어린이들에게서 주로 보는데 가슴뼈가 도드라지고 몸이 여위며 피로해하고, 숨결이 짧으며, 맥이 허약하다. 음곡 곡천(+), 경거 중봉(−).

5) 구배(龜背)

처음 태어났을 때 등을 잘 보호하지 않아서 풍이 척골(脊骨)에 침입하였거나 또는 너무 일찍 앉고 서기를 시켜서 거북이 등처럼 불룩 솟은 것인데, 고질병으로 많다. 또한 골질이 연약하여 뼈가 부러질 수도 있다. 치료법은 폐유, 심유, 격유에 뜸한다.

6) 구흉, 구배

구흉과 구배가 겸하여 일어난 병증이다. 치료는 태연 태백(+), 소부 어제(−).

7) 복학(腹瘧)

어린이 명치아래에 담이 맺혀 비위가 불화(不和)하여 종물이 생긴 현상이다. 학질처럼 추웠다 더웠다하고 대변색이 누르스름하고 몸이 점점 쇠약해지는 병증을 말한다. 중봉(+), 행간(−). 또는 합곡 태충(−). 상기 치법을 차도가 없으면 음곡 곡천(+), 경거 중봉(−).

- 소아가 세 살이 되어도 말을 못할 때는 노궁(+)한다.
- 소아가 별안간 사지를 못 쓰고 움직이지 못할 때는 폐정격을 쓴다.
- 오줌을 찔끔거리며 자주 누면서 아파 누기도 힘들고 조금 지나 또 누려고 할 때는 용천 삼음교(+)를 한다.
- 세살이 넘어도 소변을 가리지 못할 때는 음릉천 기해(+).
- 여름 더위와 우유 과식으로 비(脾)가 상하여 설사할 때는 중충(+), 곡택(−).
- 영아나 소아의 대변불통에는 조해 지구(−).
- 영아나 소아의 소변불통에는 삼음교에 침을 하면 즉시 통한다. 또는 내정 태충(−).

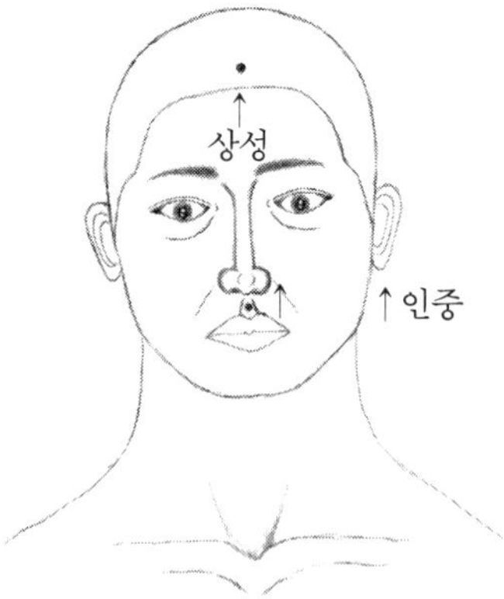

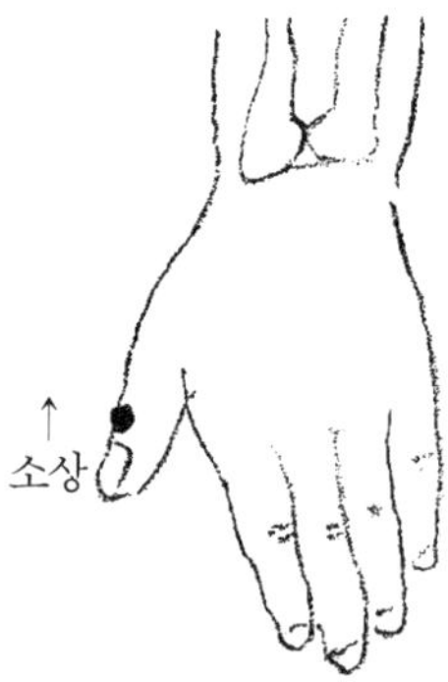

急驚風方

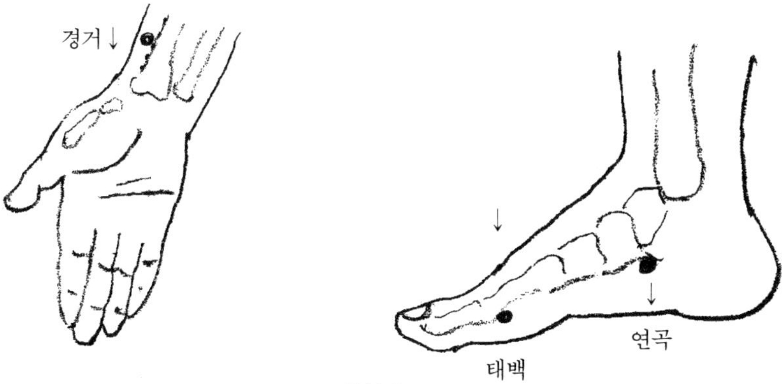

夢精方

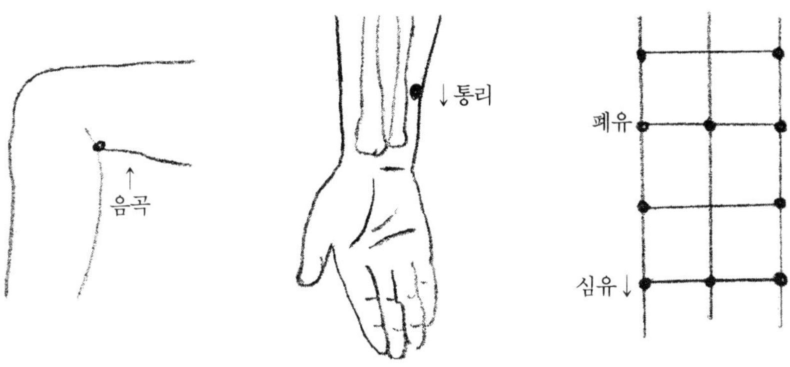

心悸方

제30장
부인병(婦人病)

심은 출혈(出血)하고, 간은 납혈(納血)하고, 폐는 출기(出氣)하고, 신은 납기(納氣)한다. 부인들의 병은 모두 혈과 심장에서 생긴다. 기혈이 중초에서 막혀 월경이 없는 증세는 오랜 기간 칠정으로 간이 상하고 혈이 울체되어 중초를 막은 결과 생긴다고 한다. 월경이 없어진 다음에 몸이 붓는 병증은 경혈이 울체되고 그것이 물로 되어 팔다리로 들어가서 생기는데 월경을 하게되면 부은 것은 저절로 낫는다.

적백대하의 원인은 월경부조와 노력과다나 산후에 혈허(血虛) 하거나 위장의 습담이 하류하여 방광으로 유입되면 대하가 된다. 그 증상은 허리가 시큰거리고, 머리가 어지럽고 눈이 가물거리며, 아랫배가 답답하고 아프며, 사지가 무력하며 허약하다. 비인은 담이 많으면서 대하가 있고, 외소인은 화가 많으면서 대하가 있다.

사암침법(舍岩鍼法)

1) 월수부조(月水不調)는 경수(經水)가 달거리 전에 오기도 하고 혹은

후에 오기도 하며, 혹은 많기도 하고 혹은 적기도 하고, 혹은 한 달을 건너오기도 하고 혹은 한 달에 두 번 오기도 하는 것은 월경 부조하기 때문에다 치료는 삼음교 임읍(+), 통곡 전곡(−)을 한다.

2) 월경부조로 인하여 복중에 적 덩어리가 맺혀 있는 것은 기혈이 울체되어 생긴 것이다. 치료는 비정격 또는 천주, 관사, 관원, 삼음교에 침을 한다.

3) 경래동통(經來疼痛)은 경수가 오려고 할 때 통증이 오는데 이것은 혈이 실하고 기가 울체한 까닭이다. 치료는 임읍 후계(+), 통곡 전곡(−)을 한다.

4) 월수부지(月水不止)는 경수가 과다하거나 시도 때도 없이 흘러나오고 오래도록 그치지 않는 증이다. 치료는 은백 보사겸용(補瀉兼用) 또는 태충 대돈(+)을 한다.

5) 적백대하는 열이 소장에 들어간 것은 적대하이고, 열이 대장에 들어간 것은 백대하이다. 그 근본이 모두 습열이 임맥에 맺힌 것이 방광으로 들어가 음중(陰中)으로 흘러내리는 것이 적백대하(赤白帶下)이다. 치료는 삼음교(+), 합곡 태충(−), 내과상하5분(內踝上下5分)뜸 30장.

6) 붕루대하(崩漏帶下)는 붕루와 대하가 겸하는 증이다. 치료는 상양, 지음, 삼음교(+)를 한다.

- 임신 초기 삼 개월 이내에 구토하는 증세에는 소부(−).
- 산모의 원기가 허약하여 출산을 못할 때는 합곡(+), 삼음교(−).

- 산후에 오래도록 하혈을 멈추지 않을 때는 삼음교(+)을 하고.
- 산후 이슬이 배출되지 않아 뱃속에 적 덩어리가 있을 때는 삼음교(−)를 한다.
- 산후 좌우 어느 쪽이든 쓰지 못하고 각궁반장(角弓反張)을 할 때는 삼리 곡지(+), 양곡 양계(−)를 한다.
- 산모가 젖이 나오지 않을 때는 소택(+), 단중에 뜸을 한다.
- 산후에 원인 없이 자궁 출혈이 심할 때는 조해(+), 곡천 태충(−)를 한다.
- 부인들이 소변에 피가 섞여 나오면서 아플 때는 혈해, 기해, 삼음교에 침을 한다.
- 생리통에 아랫배가 아플 때는 지음 상양 임읍(+), 통곡 전곡(−)을 한다.

면역약침(免疫藥鍼)

a) 월수부조는 견정, 신유부, 곡골부에 윤기제를 병행하여 쓰고, 회음양방에 기제를 쓰고, 냉락침 6시.

b) 부조성괴는 견정, 대장유부에 윤기제를 병행하여 쓰고, 회음양방에 기제를 쓰고, 냉락침은 6시 방향.

c) 경래동통은 견정, 신유부에 윤기제를 병행하여 쓰고, 곡골부, 회음양방에 기제를 쓴다.

d) 월수부지는 견정, 신유부에 윤기제를 병행하여 쓰고, 음순부, 회음양방에 기제를 쓰고 냉락침은 6시 방향으로 기향을 보낸다.

e) 적백대하는 견정, 신유부, 대장유부에 윤기제를 병행하여 쓰고, 회음양방에 기제를 쓰고, 냉락침은 6시.

f) 붕루대하는 견정, 대장유부에 윤기제를 병행하여 쓰고, 회음양방에 기제를 쓰고, 냉락침은 6시 방향.

도움말

부인병의 자궁질환 치료 혈은 신유부, 대장유부, 곡골부, 서혜부, 음순부, 장강부, 회음양방과 냉락침이다.

증상에 따라 기윤제를 적절히 쓰면 효과는 대단하다. 자궁근종의 경우 신유부, 대장유부에 윤기제를 병행하여 쓰고, 곡골부와 음순부 그리고 회음양방은 기제 위주로 많이 쓰고, 냉락 자침은 필수적이다.

여성 불임에는 냉 경락부터 확인 후에 냉락 자침이 우선이다. 월경통이나 자궁이 무력하면 압통이 심합며, 주입처는 간유부, 선골부, 대장유부와 곡골부에는 윤제 위주로 쓰고, 급맥, 음렴부위, 음순부, 회음양방에는 기제 위주로 쓴다. 음순부와 회음양방 사이에 골을 연해서 안쪽으로 압진해 보면 쉽게 통처를 찾을 수 있다. 불감증은 음순부와 회음양방에 기제주입으로 쉽게 해결할 수 있다.

남자는 정낭의 기능이 강력하고, 전립선 기능역시 강해야 한다. 생식기 뿌리 쪽과 낭피 그리고 회음양방에 기제주입이 필수적이다.

끝으로 자궁암치료 방법이다.

자궁암 치료에 있어 심장부터 다스린 연후에 이것 또한 냉락의 자침이 필수적이다. 신유부, 대장유부, 선골부, 곡골부에 윤기제로 병행하여 주입하고, 음순부, 회음양방과 음렴주위에는 기제위주로 주입한다. 주입처가 여러 곳이기는 하나 통증이 심한 곳부터 선별해서 나누어 치료하면 된다. 자궁치료에 심장을 빠트려서는 아니 됨을 명심하라.

동이 임상

a) 17세 여학생은 빈혈과 신장염의 병력을 가지고 있는데 무월경(無月經)으로 치료는 간유부와 신유부에 윤제를 쓰고, 회음양방에 기제를 쓰고, 냉락에 자침하여 자궁방향으로 강자극 하는 치료를 하면

서 약물로 사물탕을 복용시켰는데 5회 치료에 월경이 시작되고 빈혈에도 효험이 있어 3회를 더 치료하였더니 완쾌되었다.

b) 40세 부인은 월경주기가 짧으며, 자궁외막염으로 출혈이 심한데 자주 반복이 된다고 한다. 치료는 간유부와 신유부에 윤제을 주입하고, 회음양방에 기제를 주입하고, 냉락을 자침, 맥을 보니 실하고, 복부도 힘이 있어 계지복령환을 투여하였더니 출혈도 멎고 주기도 정상으로 돌아왔다.

c) 37세인 부인은 음부소양증으로 치료를 받았으나 별 효험을 보지 못하고 심하게 고통을 겪고 있었다. 폐정격을 쓰고, 견정과 쇄골하부, 폐유부에 윤제를 주입하고, 통처에 기제를 피내(皮內)에 주입하였더니 하루가 다르게 좋아졌다. 이후 3회를 더 치료했더니 말끔히 나았다.

d) 43세 부인은 월경통과 출혈이 심하여 병원에 갔더니 자궁근종 악성으로 수술을 받아야 한다고 한다. 하복부에 종류(腫瘤)를 감지할 수 있고, 복진의 증후로 보아 어혈이 울체된 것 같아 소장정격을 쓰고, 신유부와 곡골부와 대장유부에 윤제를 주입하고, 회음양방과 음순부위에 기제를 주입하는 치료와 약물을 복용시켰더니 차도가 있어 어혈방과 견정, 간유부, 신유부에 윤제를 회음양방, 곡골부, 냉락에 자침 등을 선후(先後)로 가려 나누어 치료한지 10여회에 종류가 줄어들고 예후가 밝아보여 이후 15회를 더 치료하였더니 말끔히 완쾌되었다.

e) 20세 대학생은 생리 전에 생리통이 극심하여 응급실에 실려 가고는 하는데 어혈방과 냉락에 자침, 회음양방에 기제 주입 3회로 깨끗이 치료가 되었다.

사암 경후요결(經候要訣)

- 월경 기일이 선기(先期)이면 혈허유열(血虛有熱)이니 치료는 보혈(補血)하고 청열(清熱)하면 정상이 된다.
- 월경 기일이 지나도 없으면서 소복이 아픈 것은 혈허유한(血虛有寒)한 것이다. 치료는 온경양혈(溫經養血)하면 통증이 그치게 된다.
- 월경이 오려고 할 때 오래전부터 복중이 아픈데 잠깐 아팠다가 그쳤다 하는 것은 기혈이 실함이다. 치료는 행경순기(行俓順氣)시키면 통증이 저절로 그치게 된다.
- 월경이 시작되면 심복요협(心腹腰脇)이 동통하는 것은 어혈이다. 치료는 순기소어(順氣消瘀)시키면 통증이 절로 그치게 된다.
- 월경 기일이 지나 오는데 색이 자흑(紫黑)에 덩어리가 있으면 기울혈체(氣鬱血滯)한 것이다. 치료는 조경순기(調經順氣)하면 월경이 정상이 된다.
- 월경 기일이 지나 오는데 색이 담(淡)이면 담다(痰多)인 것이다. 치료는 활혈화담(活血化痰)시키면 경(經)은 저절로 정상이 된다.
- 월경 기일이 지나오면서 작통(作痛)하는 것은 혈허유열(血虛有熱)것이다. 치료는 생혈청열(生血清熱) 시키면 통증이 저절로 없어진다.
- 월경이 끝난 후에 작통하는 것은 기혈허(氣血虛)이다. 치료는 조양기혈(調養氣血)하면 통증이 저절로 그친다.
- 월경 기일이 지나도 그치지 않고 종만(腫滿)이 발(發)하는 것은 비경(脾經)이 혈허(血虛)한 것이다. 치료는 보혈건비(補血健脾)하면서 이소변(利小便) 시키면 종(腫)이 절로 소실(消失)된다.
- 월경기일이 지나도 소식이 없으면서 수종(水腫)이 발(發)하는 것은 어혈이 비경(脾經)으로 전이된 것이다. 치료는 활혈건비(活血健脾)하여 행기(行氣)시키면 종(腫)이 절로 사라진다.
- 월경이 구비(口鼻)로 망행하는 것은 화가 혈을 타고서 상기(上氣)를 어지럽게 한 것이다. 치료는 자음강화(滋陰降火)를 하여 순기조경(順氣調經)시키면 월경이 정상으로 돌아온다.
- 월경이 있을 때 신열마비(身熱痲痺)하면서 한열두통(寒熱頭痛)하는 것은 행경(行經)중에 감모(感冒)를 겸한 것이다. 치료는 오적산에 가(加) 강활, 우슬. 거(去) 건강. 강조전복(薑棗煎服)한다.

- 월경이 불규칙하고 혹은 복통하면서 백대하가 있거나 혹은 임력부지(淋瀝不止)하든지 혹은 기수(肌瘦)한 것은 기혈구허(氣血具虛)한 것이다. 치료는 대보경탕(大補經湯)을 쓴다.
- 월경량이 과다하여 오래도록 그치지 않는 것은 혈붕증(血崩症)인 것이다. 치료는 량혈보혈(凉血補血)하면 월경이 저절로 그치게 된다.
- 월경이 오랫동안 없으며 복중에 덩어리가 만져지면서 작통하는 것은 혈이 혈괴(血塊)를 이룬 것이다. 치료는 조경지통(調經止痛)시키면 괴는 점차 소실된다.
- 건강한 부인이 경폐한 것은 혈실기체(血失氣滯)한 것이다. 전공(專攻)함이 마땅하다.
- 허약한 부인이 경폐한 것은 혈맥고갈(血脈枯渴)한 것이다. 보(補)하면 회복한다.
- 부인이 반실반허(半實半虛)하면서 경폐한 것은 공보겸시(攻補兼施)하여야 한다.
- 부인이 경폐하면서 적괴(積塊)가 있는 것은 양혈파적(養血破積)하여야 한다.
- 붕루지증(崩漏之症)은 신구허실(新舊虛實)이 있고 치법(治法) 역시 다르다.
- 처음 시작되는 것은 습열(濕熱)에 속(屬)하였으므로 해독 시켜야 한다.
- 허한증(虛寒症)의 대하(帶下)는 가미오적산(加味五積散)으로 치료 한다.
- 습담(濕痰)으로 인한 대하(帶下)는 가미이진탕(加味二陣湯)으로 치료 한다.
- 습열(濕熱)로 인한 대하(帶下)는 가감육합탕(加減六合湯)으로 치료 한다.

더불어 익히기(종합)

- 낭심이 붓고 통증이 위로 치밀어 오를 때는 대돈, 태계(−).
- 생식기에 담(痰)이 열매처럼 뭉쳐서 생겨나는 증에는 태백, 태계(−)를 한다.
- 가래톳에는 태백, 태계, 복참(−). 몽정에는 경거(+), 태백 연곡(−)를 한다.
- 생식기가 위축되는 증세에는 삼음교, 백회(+).
- 대변을 못 볼 때는 음능천, 삼리(−)를 하고.
- 소변을 못 볼 때는 음능천(−), 통곡(+)를 한다.
- 대 소변을 함께 못 볼 때는 태계, 음릉천(−)를 한다.
- 혈변(血便)에는 대장정격 또는 간정격 이다.
- 소변은 줄고 대변은 수없이 자주 볼 때는 신정격 이다.
- 겨드랑이 아래가 결리고 아픈 증에는 중충(+)를 한다.
- 귀 밑 대장경맥 부위에 멍울이 맺혔을 때는 대장정격이다.
- 목에 멍울이 맺혀 헐어서 구멍이 생겨 고름이 날 때는 임읍, 삼간(−)를 한다.
- 온 몸에 종기가 돌아가면서 생기는 증은 풍시, 곡지(−).
- 겨드랑이 아래 종기가 생기는 증에는 중충(−)을 한다.
- 뒷머리에 종기가 생길 때는 지음, 위중(−)을 하고.
- 앞머리에 종기가 생길 때는 절골, 중저(−)를 한다.

- 온몸에 열이 나고 가슴이 답답하며 잠 못 이루는 증에 절골, 간사(−)를 하고.
- 정신이 몽롱하고 맥이 빠지고 잠 못 이루는 증에는 곡지, 음능천에 뜸 14장을 한다.
- 놀라 발광하며 사람을 알아보지 못 할 때는 중완 正, 심유, 소충(+)을 한다.
- 정신이 모자라고 어리석어 슬피 울면서 그칠 줄 모르는 증에는 신문, 통리, 후계, 대종(−)를 한다.
- 심기가 허하여 웃기도 하다가 노래를 부르기도 하는 증에는 영도, 심유, 통리(+)를 한다.
- 듣고 본 것을 잘 잊어버리고 한 말도 기억조차 못하는 증에는 심유, 통리, 소충(+)을 한다.
- 놀란 것처럼 가슴이 두근거려 언어 착란을 일으키는 증에는 심유, 소부, 후계(+)를 한다.
- 심장이 허약해서 근심과 두려움으로 정서가 불안정 할 때는 유근, 심유, 담유(+)를 한다.
- 심장이 허약하여 가슴 두근거림이 심할 때는 음곡, 심유, 통리(+)를 한다.
- 황달(黃疸)에는 지양, 삼리, 내정, 소택(+)을 한다.
- 앞가슴에 통증이 심할 때는 내관, 공손, 대종, 소택(−)를 한다. [소택은 한증일 때 보하고, 열증 에는 사한다.]
- 온몸 뼈마디가 아플 때는 완골(腕骨), 곤륜(−). 또는 담정격 또는 담승격을 한다.
- 코밑 인중 혈이 아플 때는 장강(−)을 한다.
- 꼬리뼈 아래 장강 혈이 아플 때는 인중(−)을 한다.
- 얼굴이 가렵고 종기가 있을 때는 영향, 합곡, 내정(−).
- 백혈병은 소장정격, 혈우병은 소장승격.

도움말

복참(僕參)은 곤륜 혈에서 곧바로1.5치 아래에 있고, 대종(大鐘)은 태계 혈에서 곧바로 5푼 아래에 있다.

제31장 중풍(中風)

풍(風)병은 심장에 화열(火熱)을 신장(腎臟)의 수기(手氣)가 마땅히 식혀야 하거늘 신장이 쇠약하여 돕지 못하니 화기(火氣)가 항진하여 바람을 일으키고 심신(心身)을 어지럽혀 혼절하게 되면 근맥을 쓰지 못하게 된다.

혼절하면 반신불수, 언어장애등 후유증을 남기고, 풍을 맞은 부위에 따라 중경, 중락, 중부등으로 구분하고 후유증 차이에 따라 편고, 풍의, 풍비로 구분하며, 정신 잃었을 때의 상태에 따라 폐증과 탈증으로 구분한다. 이 밖에도 증상에 따라 여러 가지로 구분하기도 한다.

사암침법(舍岩鍼法)

1) 편고(偏枯)는 몸 한쪽을 쓰지 못하고, 입과 눈이 삐뚤어지고, 말은 더듬고 오래되면 앓는 쪽 다리는 마르고 여윈다 치료는 태충(+), 중완, 풍시(−)를 한다.

2) 중장(中藏)은 중풍에서 제일 위중한 상태로 갑자기 정신을 잃고 넘

어진 후에 사지(四肢)를 못쓰며 말을 못하고, 의식 장애가 심하다. 치료는 관원, 기해(－)를 한다.

3) 간중(肝中)은 몹시 성낸 탓으로 갑자기 정신을 잃고 쓰러진다. 간기가 위로 올라가면 혈도 역시 기를 따라 올라가기 때문에 청색을 나타낸다. 치료는 합곡, 태충(－)이다.

4) 심중(心中)은 지나치게 기뻐하다가 정신을 잃고 쓰러지는 증으로 땀은 없고 놀래기를 잘하며 붉은 증을 나타낸다. 치료는 대돈(－), 상구(＋)를 한다.

5) 비중(脾中)은 지나친 생각과 염려로 쓰러지는 증으로 땀은 많고 몸에 열도 많으며, 황색을 드러낸다. 치료는 대돈(－), 소부(＋)를 한다.

6) 폐중(肺中)은 화를 내거나 무서움을 느낄 때 간기가 치밀어 생긴다. 까무러쳐 넘어질 때 손발이 오그라들고, 바람은 싫어하고 땀기는 많으며 흰색을 드러낸다. 치료는 소부(－), 태백(＋)을 한다.

7) 신중(腎中)은 우울과 지나친 놀람으로 기혈이 허손되어 땀은 많고, 몸은 냉하며 흑색을 드러낸다. 치료는 태백(－), 경거(＋)을 한다.

8) 담중(膽中)은 말이 어둔하고 눈이 땅기며, 코를 골고 혼수불성이 되어 녹색을 드러낸다. 치료는 통곡(＋), 상양(－).

9) 위중(胃中)은 음식이 내리지 않고 담이 끓어오르며, 담황색을 드러낸다. 치료는 임읍(－), 양곡(＋)을 한다.

10) 졸풍불어(卒風不語)는 갑자기 중풍으로 말이 어둔하거나 말을 못

하는 증이다. 치료는 삼리 영(迎) 후에 수(隨), 풍지 양곡(－), 이간(＋)을 한다.

11) 안재불능(眼載不能)은 눈을 뒤집어 뜨고 말을 못하는 증으로 치료는 신주(身柱)와 신도(神道)에 대추씨 반 크기로 뜸을 뜬다. 보법으로 뜨고 입으로 불지를 마라.

12) 각궁반장(角弓反張)은 등과 발을 뒤로 젖히고 자반뒤집기을 하는 증이다. 치료는 삼리 迎, 풍지 속골(－), 양곡(＋)을 한다.

13) 태식선비(太息善悲)는 긴 한숨을 내 쉬며, 비장한 빛을 나타내는 증이다. 치료는 신문(＋), 일월 삼리(－)을 한다.

14) 구안왜사(口眼歪斜)는 입과 눈이 한쪽으로 비뚤어지는 증. 치료는 삼리 迎, 완골 正, 소해(＋), 연곡(－)을 한다.

15) 편풍구왜(編風口歪)는 쪽 바람을 맞아 입이 비뚤어지는 증. 치료는 노궁(＋), 조해 완골(－), 전곡 迎. 을 한다.

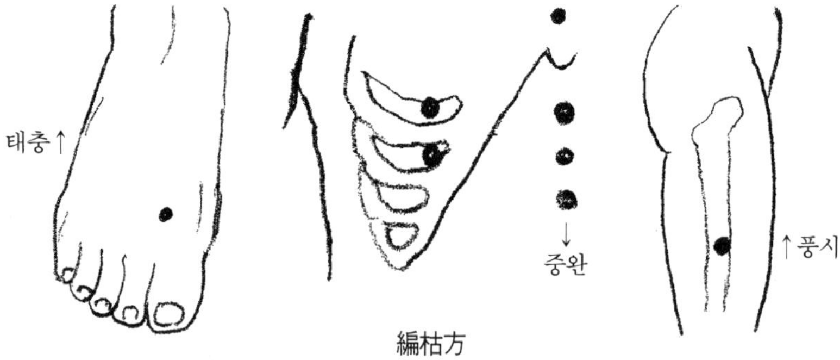

編枯方

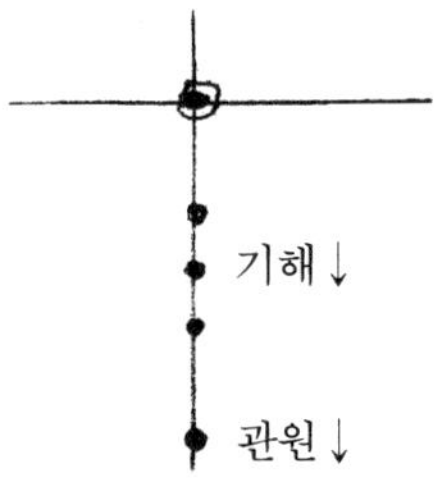

中 方

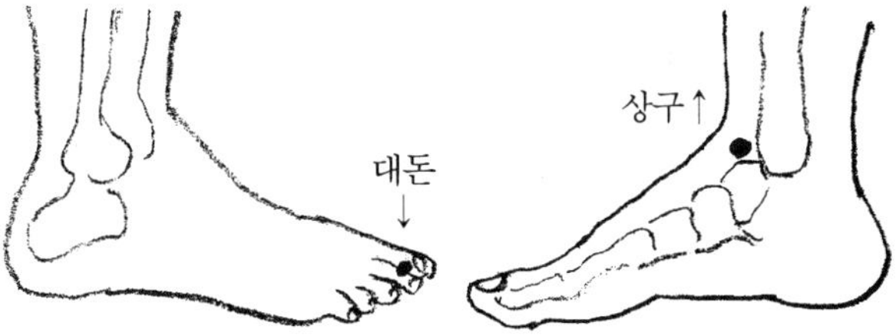

心中方

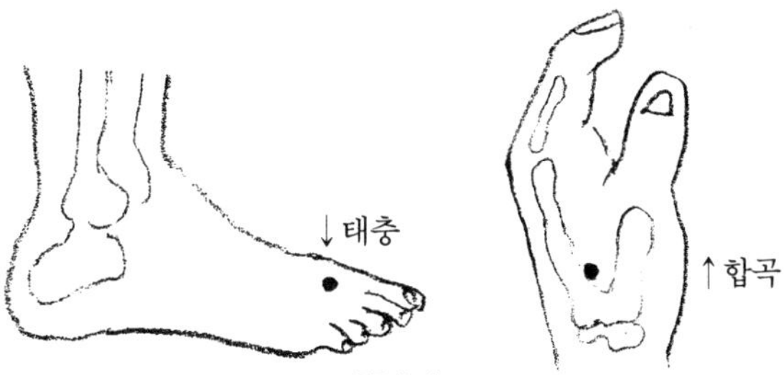

肝中方

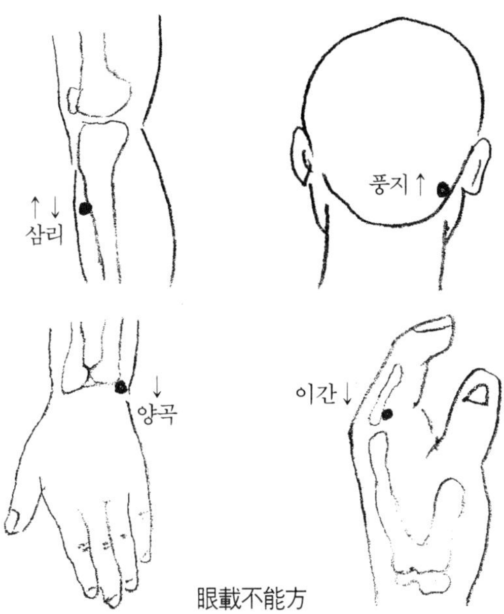

眼載不能方

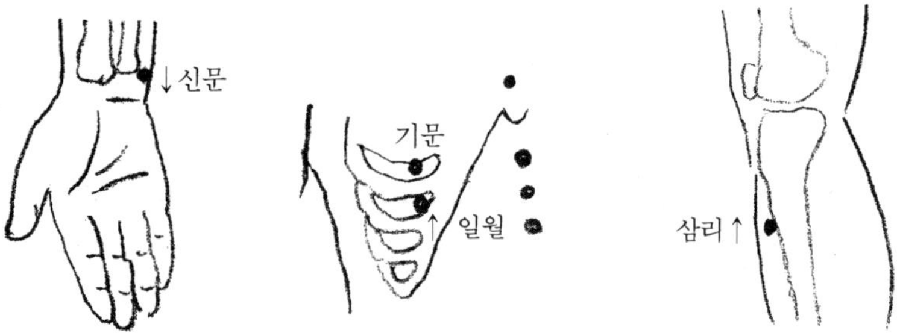

太息善悲方

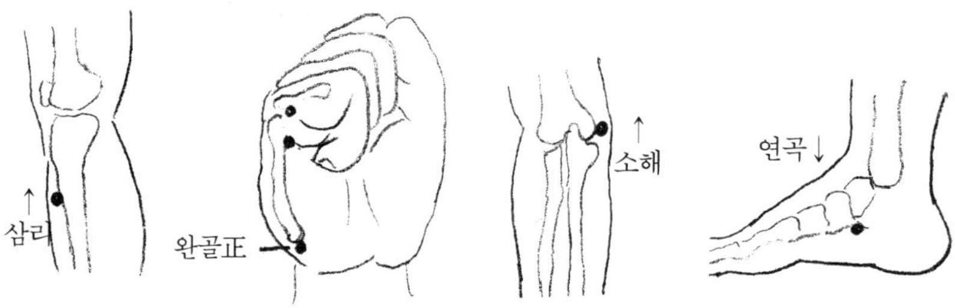

口眼歪斜方

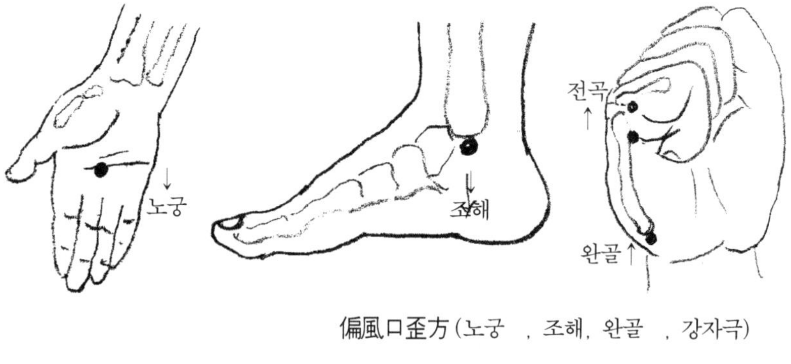

偏風口歪方(노궁 , 조해, 완골 , 강자극)

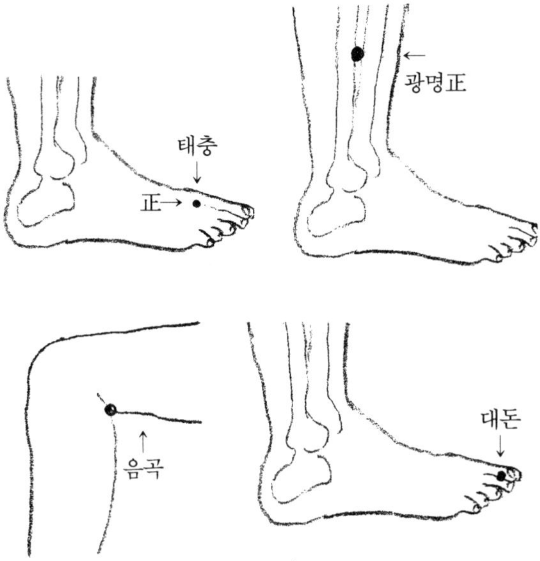

偏身痒如虫行方 (태충, 광명, 강자극)

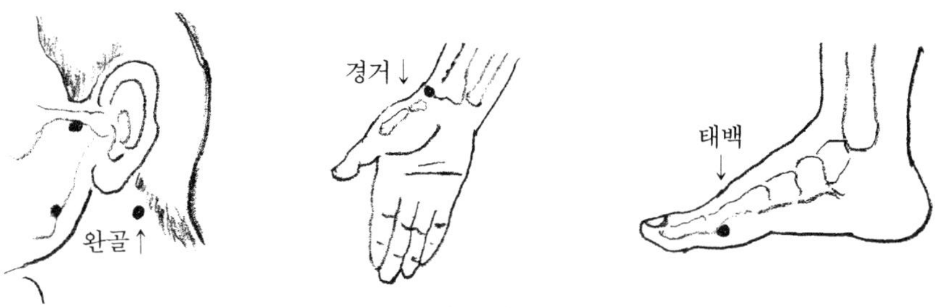

歷節風方

16) 편신양여충행(編身痒如虫行)은 전신에 벌레가 기어다니는 것처럼 가려워 참기 어려운 증이다. 치료는 태충 迎 후에 正, 광명 正, 음곡(+), 대돈(−)을 한다.

17) 역절풍(歷節風)은 온몸 뼈마디가 호랑이가 무는 것처럼 아픈 증으

로 치료는 완골(完骨) 迎, 경거(+), 태백(−)을 한다.

- 외소한 사람의 구안와사는 비정격, 비대한 사람은 대장정격을 쓴다.
- 우측으로 온 중풍은 폐정격, 좌측으로 온 중풍은 위정격을 쓴다.
- 중풍 맞은 내력을 모를 때는 대돈(+), 태백(−) 후에 삼리 곡지(+), 어제 함곡(−)을 한다.
- 수족 못쓰고 말이 어둔하면 대도(+), 태백(−)하고 팔은 굽힌 채로 펴지 못하거든 임읍 후계(+), 전곡(−), 통곡 협계(+)을 한다.
- 쪽 바람 맞아 실룩 거릴 때는 심해(+), 태백(−).
- 중풍 맞아 별안간 말을 못할 때는 태백(+), 소부(−).
- 입을 악물고 벌리지 못할 때는 협거, 승산, 합곡에 침(針)을 한다.
- 머리를 흔들 때는 통리, 임읍(+)을 하고 정신을 못 차릴 때는 인중, 임읍, 합곡에 침을 한다.
- 중풍으로 팔이 늘어질 때는 내관에 침을 하고, 무력할 때는 열결에 침을 한다.
- 팔을 마음대로 구부리지 못할 때는 완골(腕骨)에 침을 한다.
- 양다리가 떨려서 옮기지도 못할 때는 삼리, 완골(−).
- 다리가 떨려서 제대로 걷지도 못할 때는 태충, 곤륜, 양능천(+)을 한다.
- 중풍에 뼈마디가 쑤시고 아플 때 즉 내과전통(內踝前痛)은 경거(+), 태백(−)을 하고, 외과전통(外踝前痛)은 상양(+), 삼리(−)을 한다.
- 온몸 여기저기 옮겨 다니면서 아플 때는 절골, 삼음교(−).
- 중풍으로 수족이 마비되는 증상일 때는 삼리(+)하고, 붓고 저리고 아프면 풍륭(−)을 한다.
- 대장허(大腸虛) 각궁반장은 삼리(+), 양계(−)을 한다.
- 심허로 말을 더듬을 때는 대돈(+), 심해(−)을 하고, 폐허(肺虛)에는 태백(+), 소부(−)을 하고, 비후(肥厚)에는 대돈(+), 태백(−)을 한다.
- 눈을 뒤집어쓰는 증세에는 사죽공(絲竹空)에 침을 한다.
- 중풍으로 팔에 힘이 없으면 완골(腕骨)에 침을 한다.
- 양손이 떨려 물건을 잡지 못할 때는 척택, 완골, 중저(−).
- 중풍으로 다리에 힘이 없을 때는 완골 삼리(+), 위중(−).
- 양다리가 떨려 걷지를 못할 때는 태충, 곤륜, 양능천(+).

면역약침(免疫藥鍼)

a) 편고는 수족을 못 쓰는 부위의 골을 연하여 윤제를 쓰고, 고황부와 간유부는 윤기제를 병행하여 쓴다.

b) 중장은 구급방으로 단중부위에 미립대로 뜸을 한다.

c) 간중은 견정, 간유부에 윤기제를 병행하고, 간장부에 윤제을 쓰고, 회음양방에 기제를 쓴다.

d) 심중도 실신(失身)시에 단중에 뜸을하고, 견정, 심유부에 윤기제를 병행하고, 심장부에 윤제를 쓰고, 회음양방에 기제를 쓴다.

e) 비중은 견정, 간유부에 윤기제를 병행하고 췌장부, 지실 양방에 윤제를 쓰고, 회음양방에 기제를 쓴다.

f) 폐중은 견정, 폐유부에 윤기제를 병행하고, 쇄골하부, 심장부에 윤제를 쓰고, 회음양방에 기제를 쓴다.

g) 신중은 견정, 간유부, 신유부에 윤기제를 병행하고, 회음양방에 기제를 쓴다.

h) 담중은 견정, 간유부에 윤기제를 병행하여 쓰고, 간장부에 윤제를 쓰고, 회음양방에 기제를 쓴다.

i) 위중은 견정, 간유부에 윤기제를 병행하여 쓰고, 중완과 유문부위에 윤제를 쓰고, 회음양방에 기제를 쓴다.

j) 졸풍불어도 위중과 같은 방법으로 치료한다.

k) 안재불능은 견정, 간유부에 윤기제를 병행하여 쓰고, 간장부에 윤제를 쓰고, 회음양방에 기제를 쓴다.

l) 각궁반장은 견정, 간유부, 대장유부에 윤기제를 병행하여 쓰고, 간장부에 윤제를 쓰고, 회음양방에 기제를 쓴다.

m) 태식선비는 견정, 심유부에 윤기제를 병행하여 쓰고, 심장부에 윤제를 쓰고, 회음양방에 기제를 쓴다.

n) 구안왜사도 심실(心實)로 태식선비와 같은 방법으로 치료한다.

o) 편풍구왜는 견정, 간유부에 윤기제를 병행하여 쓰고, 간장부에 윤제를 쓰고, 회음양방에 기제를 쓴다.

p) 편신양여충행은 구안왜사와 같은 방법으로 치료한다.

q) 역절풍은 견정, 신유부에 윤기제를 병행하여 쓰고, 위중, 능하에 윤제를 쓰고, 회음양방에 기제를 쓴다.

제32장 천지운기(天地運氣)

천지(天地)의 오운지세(五運之歲)는 태과(太過)와 불급(不及)을 운(云)하되 양(陽)은 태과(太過)이고, 陰은 불급(不及)이다. 모두 보사(補瀉)로 치료(治療)한다.

1) 六甲之年 : 歲土가 太過하여 雨濕이 流行하니 腎水가 邪를 받으니 吾病이 腹痛과 淸厥로 불쾌감을 느끼며 肌肉과 足에 힘이 없고, 발바닥이 아프며 속이 더부룩하고 식욕이 줄고 四肢를 놀리지 못하는 증.

   • *치법 : 태백 瀉 / 경거, 복류 補*

2) 六乙之年 : 歲金이 不及하여 災火가 盛行하니 大腸이 邪를 받으니 吾病이 肩背가 무겁고 재채기와 咳嗽를 하며 便血이 싸게 된다.

   • *치법 : 삼리, 곡지 補 / 임읍, 후계 瀉*

3) 六丙之年 : 歲水가 太過하여 寒氣가 流行하니 心火가 邪를 받으니 吾病이 身熱이 나고 心燥하며, 陰厥하고 上下焦가 冷하며, 헛소리하고 心痛과 咳嗽가 있으며, 잠잘 때 땀을 흘리나 특히 야간에 더

심하다.

• *치법 : 음곡, 심해 補 / 대돈, 소충 瀉*

4) **六丁之年** : 歲木이 不及하여 燥氣가 盛行하니 膽木이 邪를 받으니 吾病으로 늑골이 땅기고 아랫배가 아프며 뱃속에서 소리 나고 묽은 설사를 하는 증.

• *치법 : 통곡, 협계 補 / 삼리, 곡지 瀉*

5) **六戊之年** : 歲火가 太過하여 火暑가 流行하니 肺金이 邪를 받으니 吾病은 身熱이 瘧疾같이 나고 小氣, 咳喘, 血溢, 血泄, 骨痛 등의 증이 만연한다.

• *치법 : 음곡, 심해 補 / 소부, 어제 瀉*

6) **六己之年** : 歲土가 不及하여 風氣가 盛行하니 胃土가 邪를 받으니 吾病은 저녁 먹고 설사하며 藿亂과 몸 무겁고 배 아프고 筋骨이 불안하고, 肌肉은 시큰거리며 쉽게 怒하는 증

• *치법 : 양곡, 해계 補 / 통곡, 협계 瀉*

7) **六庚之年** : 歲金이 太過하여 燥氣가 流行하니 肝목이 邪를 받으니 吾病은 늑골과 小腹이 함께 아프고 귀가 먹먹하고 눈은 붉으며 다리 무릎 종아리가 모두 아픈 증.

• *치법 : 음곡, 곡천 補 / 경거, 중봉 瀉*

8) **六辛之年** : 歲水가 不及하여 濕土가 盛行하니 膀胱이 邪를 받으니 吾病은 浮腫으로 몸이 무겁고 설사하고 다리에 힘이 없으며, 淸厥

하고 종아리 통증을 訴한다.

• *치법 : 상양, 지음 補 / 양곡, 해계 瀉*

9) 六壬之年 : 歲木이 太過하여 風氣가 流行하니 脾土가 邪를 받으니 吾病은 설사와 食減하며 몸은 무겁고, 煩燥와 腸鳴, 脇痛 등을 訴하는 증.

• *치법 : 소부, 대도 補 / 대돈, 은백 瀉*

10) 六癸之年 : 歲火가 不及하여 寒氣가 盛行하니 小腸이 邪를 받으니 吾病은 胸痛, 脇痛하고 胸, 背, 肩, 양쪽 팔 내측이 아프고 心痛으로 답답하고 급작스레 말을 못한다.

• *치법 : 임읍, 후계 補 / 상양, 지음 瀉*

경락변증(經絡辨證)

경락변증은 환자의 병리 표현을 분석하여 어느 경의 병리변화인가를 판단하는 일종의 진단법이다.

외사(外邪)가 인체를 침범하면 경락의 기(氣)가 실조되어 체표(體表)를 보위하는 기능이 소실되므로 병사(病邪)는 경락을 통하여 점차적으로 장부(臟腑)에 전이 되며, 반대로 내장에 병리변화가 발생하면

☀ 청궐(淸厥) : 수족궐냉과 같은 뜻으로 손발가락이 찬 것을 말한다.

☀ 혈일(血溢) : 눈 코 귀 입으로 피가 나오는 것. 아래로 나오는 것을 혈설(血泄)이라 한다.

☀ 음궐(陰厥) : 양허음성(陽虛陰盛)의 병증, 손발 싸늘하고 오한이 나며 소화되지 않은 변을 누고 배가 아프다.

역시 경락을 통하여 체표에 반영이 된다.

때문에 환자 체표의 어느 한 부위에 나타나는 통증 등 증상에 근거하여 어느 경(經), 어느 장(臟), 어느 부(腑)의 병리 변화인가를 판단할 수 있다.

1) 수태음 폐경(手太陰 肺經)의 병증

가슴이 답답하고 그득하며, 기침과 천식이 생기고, 결분(缺盆)부위가 아프고, 견배(肩背)부위도 아프며, 숨이 차고, 한열증(寒熱症)과 자한(自汗)이 발생하며, 팔꿈치와 팔의 앞부분이 아프다.

2) 수양명 대장경(手陽明 大腸經)의 병증

치통, 목덜미 부스럼, 목안이 붓고 아프며, 콧속에 군살이 생기고, 앞쪽 어깨와 팔꿈치 통, 엄지손가락이나 집게손가락이 아프거나 기능장애가 생긴다.

3) 족양명 위경(足陽明 胃經)의 병증

신체 앞부분의 발열과 코피, 코 부위가 은은하게 아프고, 치통, 목이 붓거나 아프고, 서혜부와 하지의 전외측(前外側), 족배부(足背部)및 둘째와 셋째 발가락이 아프거나 운동장애가 생긴다.

4) 족태음 비경(足太陰 脾經)의 병증

혀가 뻣뻣해지고 아프며, 먹으면 즉시 토하고, 위완부(胃脘部)동통과 배가 붓고, 소화되지 못하고 트림과 방귀가 생기고, 몸이 묵직하게 아프고, 넓적다리와 무릎의 안쪽 면이 붓거나 엄지발가락의 기능장애가 생긴다.

5) 수소음 심경(手少陰 心經)의 병증

목이 마르고 물을 마시려하며, 심장부위와 옆구리 및 상지(上肢)의 뒤 안쪽 변두리가 아프고, 체내에 허열이 심하여 손바닥에 열이 난다.

6) 수태양 소장경(手太陽 小腸經)의 병증

목구멍이 아프고, 뺨이 붓고, 머리를 뒤로 돌리지 못하며, 목, 어깨, 팔꿈치 및 팔 뒤쪽 변두리가 아프며, 기능장애가 나타난다.

7) 족태양 방광경(足太陽 膀胱經)의 병증

한열이 생기고, 코가 막히고, 머리가 아프고, 눈이 빠지는 것 같고, 목 부위와 등 부위, 허리부위와 다리, 장딴지, 발뒤축, 발등부위가 아프고, 기능장애가 생긴다.

8) 족소음 신경(足少陰 腎經)의 병증

면색이 어둡고 광택이 없으며, 나른해 누워있기를 즐기고 숨이 차고, 가슴이 답답하고, 입과 혀가 마르고, 목구멍이 붓고, 발바닥이 열나고, 각혈이 있고, 배부와 넓적다리 안쪽 뒤 변두리가 아프고, 허리와 무릎이 시큰하고 아프며, 다리가 나른해진다.

9) 수궐음 심포경(手厥陰 心包經)의 병증

가슴이 두근거리고 답답하며 아프다. 면색은 붉고, 정신이상 현상과 겨드랑이에 종통이 생기고, 흉 협부가 아프고, 팔은 외소해지고, 손바닥은 열이 난다.

10) 수소양 삼초경(手少陽 三焦經)의 병증

인후(咽喉)종통, 이농(耳聾), 이명(耳鳴), 눈자위 동통과 귀 뒤쪽, 어깨, 팔꿈치, 팔 외측의 동통 혹은 기능장애 등의 증상이 나타난다.

11) 족소양 담경(足少陽 膽經)의 병증

한열이 교차하고 입이 쓰며, 흉 협부의 동통, 편두통, 학질이 나타나고 겨드랑이 아래가 붓고, 흉 협부와 다리, 무릎외측으로부터 경골 부위의 통증, 넷째 발가락과 다섯째 발가락 등에 기능 장애가 생긴다.

12) 족궐음 간경(足厥陰 肝經)의 병증

흉 협부가 뻐근하게 아프고, 복통과 구역질이 생기며, 설사가 나고, 소변량이 적어지고, 허리가 아프다.

免疫藥鍼(종합, 정리)

a) 약재 선택에 있어 윤 부족으로 발생한 질병 이외에는 어디든지 윤제는 다양하게 쓸 수가 있다. 암(癌), 질 건조증, 위축신과 같이 무습(無濕)건조한 질환에 사용은 금하나, 다습한 비대인 이라고 해서 무조건 윤제사용을 금하는 것은 잘못된 생각이다. 당뇨 및 신경계통, 심허(心虛)증은 질환에 따라 얼마든지 사용할 수가 있다. 물론 지역과 계절, 지대와 기후에 따라 기제・윤제를 구별함이 당연

☀ 결분혈 : 쇄골 선상에서 제일 우묵한 곳이다.
☀ 서혜부 : 불두덩 옆의 아랫배와 허벅지 사이에 오목하게 들어간 부분.

하나, 향후 질환에 따라 체질에 따라 경락활동에 따라 인체가 요구하는 주입제 많은 연구가 요구된다고 하겠다.

b) 주입처는 진찰에도 많이 응용이 된다. 장부(臟腑)를 치료하다 보면 한 장부가 병든 경우는 드물다. 대개 서로 연관이 되어 있어 더불어 치료를 해야 하는 경우가 많다. 다리 관절의 경우 간담과 연계되어 있음을 참고하고 심장병의 경우 자궁과 연계되어 있어 심장을 치료 할 경우 자궁도 함께 치료를 해야 소기의 성과를 거둘 수 있음을 알아야 한다. 진찰은 풍지와 천유로 이상혈압을 감지할 수 있으나, 병풍의 줄기를 촉지 하여 혈압의 내력과 상태와 정도을 감지할 수 있다. 아문, 뇌공, 완골은 두통을 말해주고, 예풍과 청궁하(下)는 귀 질환을 말해주고, 천변선생은 인영압통은 편도선염, 인후염, 갑상선종을 수돌은 천해(喘咳)을 말해주고, 기사는 상지통을, 천돌과 천돌양방은 기관지염, 심장성천식을 말해주고 천창, 천용은 해수가 있음을 알 수 있다고 한다. 이것으로 보아 주입처가 치료점이 되고 변증을 할 수 있어 조금만 연구해 보면 불치도 어렵지 않게 해결 할 수 있을 것이다. 다음은 우리가 쉽게 접하는 질병이나 쉽게 치료가 잘 되지 않는 몇 가지 질환을 임상경험을 토대로 피력해 볼까 한다.

c) 먼저 좌골신경통을 살펴보자 원인으로 우리는 평소 앉은 자세에서 발생하는 걸로 보는 이유는 좌골이 신경 절을 압박해서 하지말단 까지 통증이 전달 된다고 하며, 경락 질환으로 담(膽)과 방광을 꼽을 수 있으며, 외감사(外感邪)로는 한습(寒濕)으로 분류

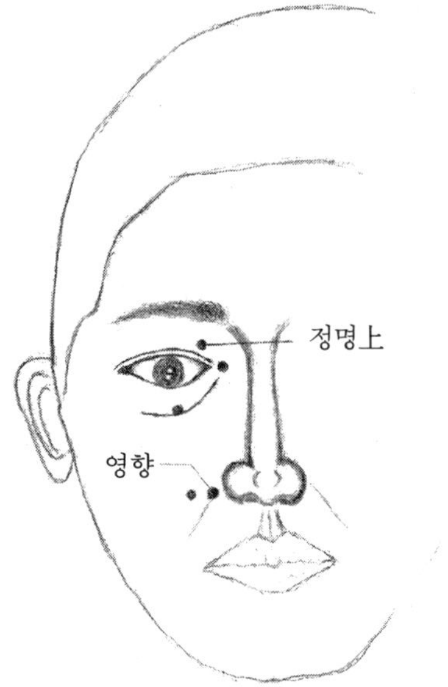
정명上
영향

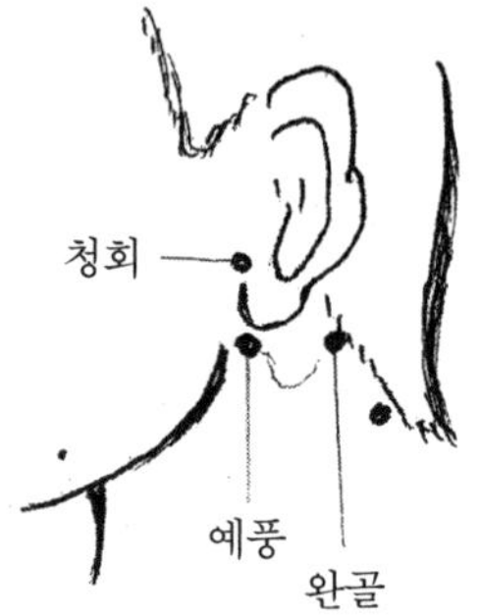
청회
예풍
완골

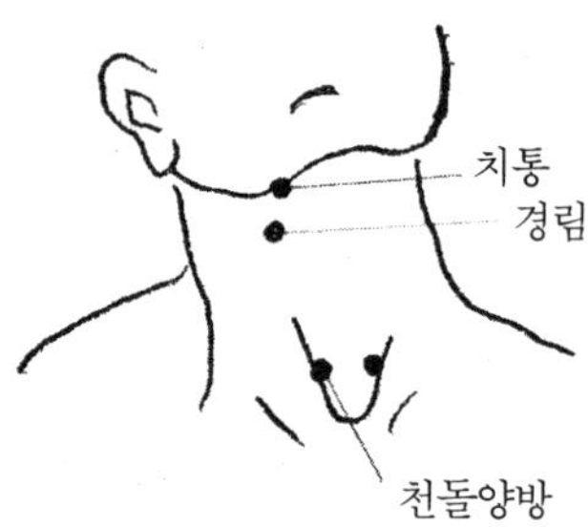
치통
경림
천돌양방

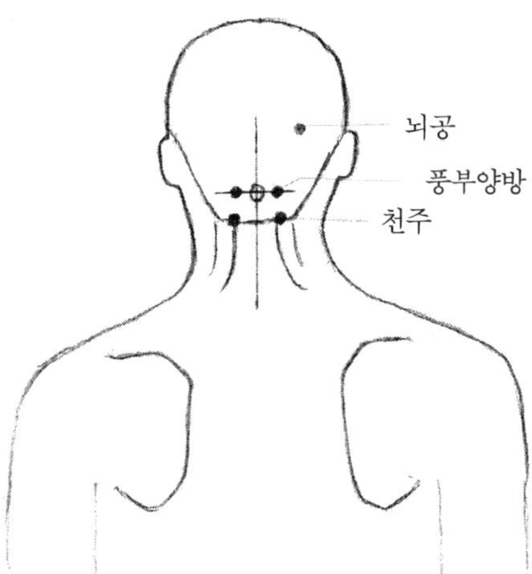
뇌공
풍부양방
천주

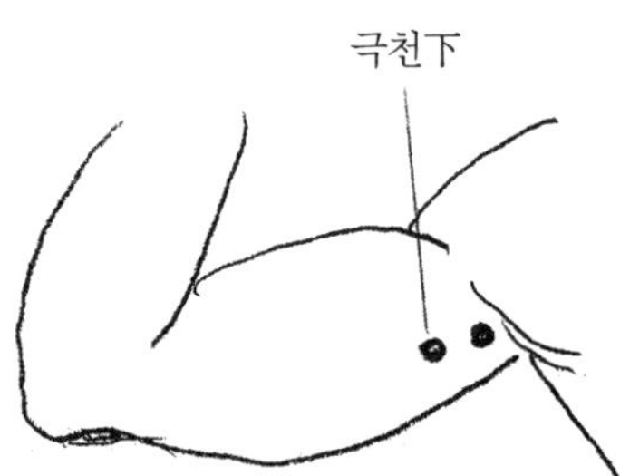
극천下

가 되었으나 사용약재를 살펴보면 윤제가 군제인 것만은 분명하다. 거습에 기제를 사용함이 당연하나 신경 절을 다스리는데 오히려 윤제의 효과가 더 크다고 할 수 있다. 좌골신경통은 요추 3~4번의 영향을 많이 받는 것 같다. 다음으로 신경 절이 선추 외부와 환도 부위로 해서 담경을 타고 내려오고, 또는 방광경맥을 타고 내려오며 더욱 심하면 비경맥을 타고 내려오기도 한다. 치료는 허리에서부터 시작해서 둔부로 그리고 다리로 내려오면서 압진해보면 무수히 많은 통처가 나온다. 이 모두가 치료 점이다. 한 번에 전부를 치료할 수는 없으니 나누어 치료를 하되 담정격 또는 방광정격 또는 비정격을 증상에 따라 부가하여 치료하면 치료과정을 더욱 앞당길 수 있을 것이다.

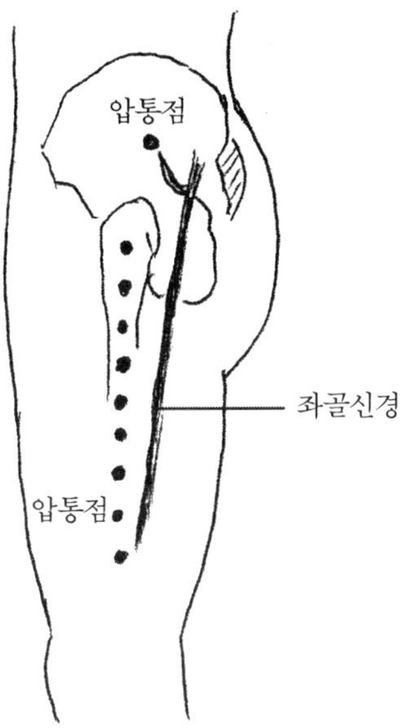

* 신경절과 함께 하행한다.

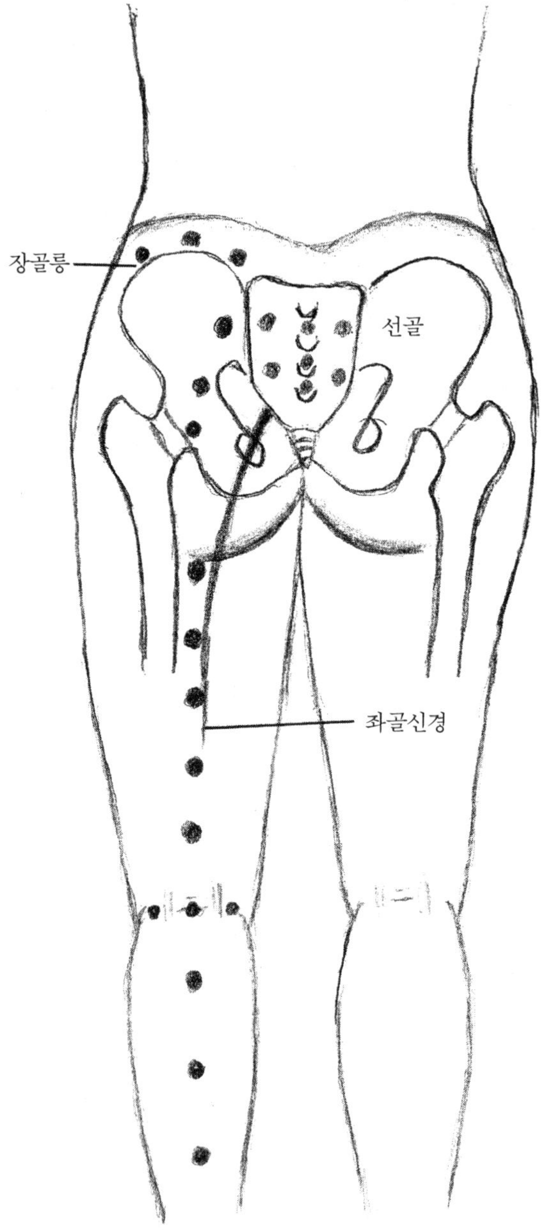
장골릉
선골
좌골신경

d) 다음으로 견통을 살펴보자. 증상은 여러 가지로 많으나 그 가운데 견관절 질환이 견통 가운데 70%이상을 차지한다고 한다. 치료법은 많아도 견관절 질환을 시원하게 고치기는 쉽지 않다고 한다. 양방에서는 염증치료에 목적을 두고 항생제 투여로 먹을 때 뿐 잠시 괜찮다가 일정의 시간이지나면 다시 통증이 찾아온다고 한다. 근래에는 획기적인 치료법으로 통증클리닉에서 리도카인을 주입한다고 하는데 부신피질 홀몬제와 무엇이 다르겠는가. 면역약침에서 염증치료에만 목적을 둔다면 기제로 관절 통처에 정확히 주입하면 2~3회로 완치 시킬 수 있다. 심장성으로 왔다면 치료점이 늘어난다. 먼저 심장부터 치료한 연후에 견관절을 치료하는데 윤제 위주로 주입한다. 치료점은 견갑골을 중심으로 둘레를 압진해 보면 압통점이 많이 나온다. 압진할 때 왼쪽 어깨를 치료할 시 왼손을 오른쪽 어깨에 올려놓은 후 천종부위와 고황부위 그리고 노유와 견정(肩貞)부위 그리고 거골과 견정(肩井)부위에서 치료 점을 찾아 윤제를 0.1cc씩을 주입한다. 견 관절 부위는 아픈 팔을 앉은 자세에서 팔을 앞으로 쭉 뻗으면 쉽게 관절부위의 압통 처를 찾을 수 있다. 여기에 골막을 연하여 아래로 향하여 윤제를 주입한다. 이 치료법으로 50견 및 일반 견통도 쉽게 치료할 수 있다. 여기서 침 법을 더한다면 증상에 따라 소장정격 또는 삼초 정격 또는 위중, 태계(−)을 하면 된다.

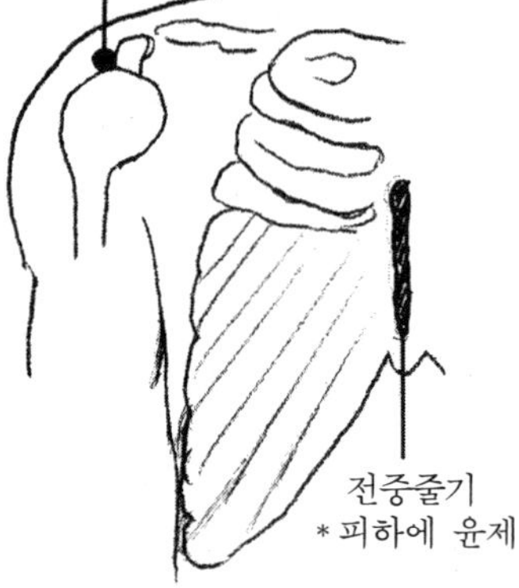

e) 다음은 바이러스 간염을 살펴보자. B형의 경우 경화 혹은 간암으로 진행되는 무서운 질환이라 할 수 있다. 그러나 면역약침에서 간기가 울결 된 것을 풀어주고 면역을 북돋우며, 기(氣)로서 간 기능을 강화시키면 치료를 가능하게 만든다. 간경화 혹은 간염환자는 특히 체질개선이 중요하다. 정신적인 요인과 스트레스 등은 협의가 확실하게 이루어져야 한다. 지방간, 간경화, 간염 모두에 해당하는 치료법으로 구분해서 치료하면 상당히 효과적이다. 처음에는 견정, 간유부, 신유부에 윤제주입. 회음양방에 기제, 냉락을 살펴 자침한다. 다음은 심장부, 간장부, 췌장부에 윤제주입. 세 번째는 견정, 간유부, 신유부에 체질 따라 윤기제를 병행하고, 회음양방 기제, 네 번째는 심장부, 간장부, 췌장부에 윤기제를 병행하고 냉락에 자침. 이렇게 한 달 정도는 꾸준히 치료하고 상태에 따라 치료부위를 줄이

고 날짜는 늦추어 나간다. 회음양방은 습도에 따라 주입량을 조절하고, 비만인은 계속해서 주입한다. 약물과 겸치하면 좋겠지만 약물사용 시 처방에 신중을 기해야 할 것이다. 본인의 경험으로 증상에 따라 두 달에서 석 달이면 생각이상의 효과를 볼 것이다.

f) 다음은 암(癌)을 한번 살펴보자. 종류만 해도 10여 가지가 넘는 것 같은데 여기서는 소화기계의 대표적으로 간암을 한번 살펴보자. 초기에서부터 말기에 까지 고루 임상을 해 보았으나 경화가 진행되어 암으로 발전한 것 보다 바이러스간염으로 발전한 것이 오히려 치료 성공률이 높았던 것은 인연의 소치가 아닌가 싶다. 여러 번의 치료과정에서 느껴본 바 경락작용이 오직 작용을 도우기만 하면 병을 낫게 하고 통증을 없애주는 것만은 아닌 것 같다. 작용이 강해질수록 불필요의 세포는 파괴시키고 정상세포만을 재생시키는 힘도 있는 것 같다. 학술적인 받침이 없는 논리이긴 해도 작용의 힘이 어디까지 인지 심도 깊게 연구해 볼 일이다. 54세의 설비사업을 하는 조아무개 씨는 국민건강보험에서 실시하는 건강검진에서 간을 재검사해야 한다는 통보를 받고 검진한 결과 간암 판정을 받았으나 췌장까지 전이 되었다고 한다. 병원에서는 수술을 거부하였고, 본인한테 왔을 때는 이미 신장까지 망가진 상태였다. 증세로는 복수는 차지 않은 상태였으나 거궐(巨闕) 혈을 중심으로 위쪽에서 췌장 쪽으로 엄지발가락 굵기의 딱딱한 줄기가 가로로 걸쳐 있으며, 소화력이 약해 음식을 잘 먹지를 못하고 구역이 심했으며, 허리 통증이 심하여 잠을 잘 자지 못한다. 치료는 세 부위로

나누어 하기로 계획을 세웠다. 첫날은 더 이상의 전이를 막기 위해 간장부 세 곳과 췌장부 세 곳에 차단제 shd윤제로 피하에 주입하고, 견정, 심장부(좌측)에 윤제를, 회음양방에 기제를 0.3cc씩, 그리고 냉락에 자침하였더니 기향이 바로 허리 쪽으로 가기에 가볍게 시술. 이튿날은 심장부(우측)에 2곳, 간장부에 2곳, 췌장부에 2곳에 윤제를 주입. 삼일 째는 심유부, 간유부, 간유부2. 신유부에 윤제를 주입하고, 회음양방에 기제주입, 냉락에 자침 12시 방향으로. 이렇게 돌아가면서 보름정도 치료했더니 허리의 통증은 없어지면서 아울러 가로로 걸쳐진 엄지발가락 크기의 줄기가 물렁해 지면서 줄기 시작하고, 소화기능도 차츰 회복이 되는 것을 알 수 있었다. 환자의 살고자하는 의욕이 강했으며, 간호하는 부인의 정성이 하늘을 감동케 했는지는 몰라도 예후가 너무나 밝아 이후 한 달을 더 치료하고서 사진을 찍어보니 췌장은 복구가 되고, 간 종양 역시 반 이상으로 줄었다. 이후 일주일에 두 번씩 본인 산방으로 내원하면서 치료를 받고서 완쾌하였는데 참으로 인연이 깊었는지 이렇게 순조롭게 치료가 잘 된 사람은 처음인 것 같다. 인제 산방에 있을 때 대전에서 미장원을 하는 한 부인은 후두(갑상선)암이었는데 처음 볼 때 왼쪽으로 종지 크기만하게 솟아 육안으로 쉽게 식별을 할 수 있었다. 종양에서 사방 조금 떨어진 부위에 shd를 피내에 3군데를 주입한 후, 풍부양방, 견정에 윤제를 주입. 다음날은 폐유부, 천돌양방, 심장부에 윤제주입, 또 다음날은 심유부와 신유부에 윤제를 주입하고, 회음양방에 기제를 주입. 냉락에 자침하여 표리

통기(表裏通氣)를 시켰다. 또 다음날은 shd를 한 번 더 피내에 주입하고(같은 자리) 풍부양방, 견정에 기제 주입. 이렇게 치료부위를 정하고 돌아가면서 치료를 하는데 이환자는 간 부위를 제외하고 나머지는 내세울만한 곳이 없었다. 20회 정도를 치료했는데 돌기된 부위는 육안으로 식별할 수 없었다. 이후 달포정도 더 치료한 후에 완쾌가 되었으며, 대학 졸업반 한 학생은 종양이 유문부를 막은 상태로 음식은 고사하고 물 한 모금 마실 수 없는 상태로 입원중이었는데 학생의 부친과 인연이 되어 치료를 맡게 되었다. 유문부를 중심으로 4곳에 shd를 피내에 주입하고 간유부에 윤제를 주입하고, 냉락에 자침을 하였다. 2회에는 간장부, 췌장부, 신유부에 윤제를 주입하고, 회음양방에 기제를 주입. 3회째는 견정, 심장부와 심유부에 윤제를 주입하고, 냉락에 자침. 4회째는 드디어 물 한 모금 마시고 죽는 것이 학생의 소원이었는데 토하지 않고 물을 넘겼다고 한다. 치료는 처음과 같이 피내에 shd를 주입하고 간유부에 윤제를 주입하고, 냉락에 자침을 하였다. 그런데 치료비 요구한 적이 없으며, 본인보고 종교에 대해서 물어도 별로 개의치 않았었고, 환자가 피곤할 정도로 주위에서 기도가 행해지기에 환자 부친보고 조금 자제 했으면 하는 생각을 피력했더니 본인과 의논도 없이 다음날 모 종교병원으로 후송시켰다고 한다. 학생 어머니는 기독교가 아닌 타종교는 일체 용서가 안 된다고 하더니 참으로 안타까운 일이로다. 어려운 치료일수록 성한 장부가 없는 만큼 전신치료를 하는 것이 마땅하고 불치 일수록 더더욱 전신치료를 해야 소기의 성과를 거둘 것이다. 48세의 음식점하는 일하는 아주머니는 대장암진단을 받았는데 수술을 포기하고 집으로 돌아 왔다고 한다. 늙은 시모와 고등학생 아들, 중학생 딸을 거느리는 가장으로 형편이 매우 어려운 생활을 하고 있었다. 종양 부위는 하행결장으로 수술을 받으면 완치가 가능하다는 진단을 받고도 집으로 돌아 왔다고 한다. 견정, 신유부, 대장유부에 윤제를 주입하고, 천추부위와 결장부위에 shd를 0.3cc로 분입하였다. 2회에는 냉락에 자침하고, 견정, 간유부에 윤제를 주입. 회음양방에 기제를 주입. 3회에는 처음과 같이 치료하면서 이후 shd는 4회를 더 주입하는 치료를 하였더니 생각보다 빨리 관통이 되었다. 이후 6회를 더 치료한 후 마쳤는데 이 매력에 손을 놓지 못하나 보다.

g) 에이즈 이야기

에이즈 질환을 두고 깊이 연구해 본 바는 없으나 십여 년 전에 천변 남상천 선생을 모시고 태국에서 한 달여 동안 록부리 수용소에서 치료해본 경험이 있어 제가들의 연구에 다소나마 도움이 될까하고 피력해 본다.

에이즈 바이러스는 나병 균과 마찬가지로 피부에 상처가 없는 한 감염이 될 염려는 없다. 수용소 생활 중에 에이즈보균자와 같이 생활하며 식사도 함께 하였는데 별반 문제가 되지는 않았다. 여기서 감염 여부도 면역강약에 따라 나타나는데 약한 사람은 쉽게 감염이 되고 양성반응도 강한사람에 비해서 먼저 나타난다고 한다. 감염이 된 사람도 면역기능을 강화시키면 숙주여부는 체크을 못해 보았으나 음성으로 평생을 모르고 지내기도 한다고 하니 면역(免疫)여부가 에이즈 환자에게는 참으로 중요하다고 하겠다.

환자의 증상으로 제일 많이 고통스럽게 여기는 것이 여자 남자 어린아이 할 것 없이 피부병인데 붉은 반점이 전신에 적게는 콩알 크기에서 보통으로는 500원 동전 크기이며, 심한 것은 손바닥 크기의 이상인데 밤낮으로 피가 번질 정도로 긁는 모습이 이루 비참할 수가 없었다. 그리고 건선의 양태로 나타나는 것은 피부 전체에서 흰 가루가 긁을 때마다 바닥에 떨어지는 것이 수북이 쌓일 정도이니 짐작해 보길 바란다.

다음으로는 소화기 상태인데 입 속에 종기가 나고 헗어서 음식을 제대로 먹을 수 없으며, 물이든 수프든 넘기기만 하면 구토하고 설사하며 소화기능 상태가 중지된 것 같았다. 피부 또한 습도가 없으며, 중증(重症)환자는 피골이 상접하면서 검게 타들어 가다가 죽음을 맞게 되는 참으로 무서운 병이라 아니할 수가 없었다.

다음으로 호흡기 기능인데 폐렴과 고열을 호소하는 환자가 대다수이며, 배설기능이 중지되고 뇌막염으로 고통에 못 이겨 온 방을 헤매는 환자들의 모습이 눈물겨운데 선생께서는 예전 브라질에 계실 때 많이 겪고 보아온 터라 담담하신 것 같았다. 우리는 우선 먹고 배설시키는데 목적을 두고서 치료에 임했다. 여기서는 윤제위주로 많이 썼는데 선생께서 평소 많이 사용하시든 치법부터 옮겨보기로 한다.

1) 소화기 치료

간유부(2개처), 폐유, 우불용(右不容), 좌대거(左大巨)에 각 0.1cc. 합계 1cc. 윤제는 1cc를 가려운 피내에 10~20처(處)에 분입.

2) 항문통

동성연애자들은 항문이 그때마다 찢어지므로 발병과 동시에 동통이 심하다고 호소하는데 그 통처에 기제 0.1cc씩 두곳에 주입하면 단 1회의 치료로 좋아진다.

3) 폐렴

첫날에 흉부, 신경(腎經)과 배부(背部) 그리고 방광1경을 다스리고, 둘 째 날은 흉부, 위경과 배부(背部), 방광2경을 다스리는데 보통 3일째부터 효과가 나며 약 10일 전 후에 거의 낫는다고 한다. 기제와 윤제를 교대로 주입.

4) 뇌염(腦炎)

뇌염까지 앓게 되면 보통은 사망에 이르게 된다고 한다. 간혹 살아 있으면 치료를 해 볼만 한데 심장과 머리를 치료한다. 이때 기제와 윤제를 교대로 치료하고 소화기와 폐 치료를 함으로서 아래에서 치솟든 열이 끊기면서 혹 효과를 보게 되는데 그 효과란 고성(高聲)이 감소되고 혼자서 중얼거리는 횟수가 감소하면서 정신이 돌아 온다고 한다. 뇌에 대한 치료는 풍지, 뇌공, 현리와 기타의 장소에 1회에 4개 처씩 윤제 0.01cc씩 형식적으로 다스려야 하며, 심화(心火)와 소화기 등을 주로 다스린다고 한다. 한국에서 출발할 때 윤제를 페트병으로 2리터 정도 많이도 준비한 것을 이곳 수용소에서는 거의 다 쓰다시피 한 것으로 생각하는데 그러고 보면 에이즈는 인체의 윤을 고갈시키는 윤부족 증이 대다수 인 것 같다. 당시 처음 맞이한 환자를 본인은 기제 보다는 윤제를 많이 주입했는데 생각보다 치료가 잘 되는데 놀라지 않을 수 없었다. 여기서 본인이 임상해본 내역을 선생께 누가 될까봐 생략하기로 하고, 당시 수용소에서 에이즈 치료 성공의 뜻을 이루지 못한 데는 태국보사부의 감독관이 요구하는 서류 가운데 (의사 자격증)미비로 문제가 되어 일주일 이내로 서류를 갖추지 못할 시에는 퇴소해 줄 것을 통보받고서 치료를 중단하지 않을 수 없었다. 그동안 치료 받고서 좋아진 수많은 환자들이 퇴소를 거부하는 소동까지 있었으나 다음을 기약하고 안타깝기 그지없으나 떠나오게 되었으며 이후 에이즈에 많은 관심을 갖게 되었고, 또한 많은 연구도 이루어져 다시 한 번 기회가 주어지기를 학수고대를 해본다.

h) 면역의학의 발전을 위해

천변 선생이 처음 발명할 때는 경락약침으로 시작하여 불과 10여 년 전부터 면역약침으로 자연스럽게 개칭이 된 것 같다.

그동안 학자들의 많은 연구도 있었지만 동호인 간에 임상이 결여된 강의가 성행되기도 하였으며, 자료집을 만들어 정보를 공유하는 것은 참으로 바람직한 일인데 내용들을 엿보면 지적하고픈 곳이 더러 있기에 면역약침의 발전을 위해 몇 가지 지적하고 싶은 것은 면역약침을 사랑하는 마음이 상통하기 때문일 것이다. 근간에 본인과 인연되는 사람이 가져온 자료집을 살펴보니 강의한 사람이 누구인지는 모르겠으나 열정만은 대단한 사람으로 보였다.

내용 중에 통증이 수반되는 원인이 약을 바꿀 때와 PH가 안 맞으면 통증이 수반된다고 한다. 통상 일반적으로 제일 많이 쓰는 윤제는 아마 HN과 IN일 것이고, 기제는 V를 많이 쓴다고 할 수 있다. 여기에서 윤제를 쓰다가 기제로 바꾼다고 해서 통증이 수반된다는 것은 잘못된 생각이 아닐까. 경락에 주입되는 대표적인 윤 기제 IN과 V는 지금까지 써온 경험으로 한 번도 통증을 야기한 적이 없으며, 단 체질 판단 미숙으로 윤제는 흡수가 느려 발적(發赤)하는 예는 있으나 통증은 유발하지 않는다.

다음으로 주입제 PH가 맞지 않다는 것인지 아니면 희석제의 PH가 맞지 않다는 것인지 이해가 안 되고, 다음으로 음양의 이론을 잘 생각해서 주입을 하라고 일렀는데 양(陽)인 머리와 등부위는 윤제를, 음(陰)인 다리와 배는 기제로 한정지었으며, 단 구완와사와 같은 경우는 윤제가 일반적으로 쓰인다고 했는데, 이건 아니다. 윤기제는 음양에 구애를 받지 않는다. 조성경락과 당뇨질환의 경우는 윤부족으로 절실히 윤제가 필요한데 이런 경우는 어떻게 치료를 할 것인지 이해가 안 되고, 다음으로 냉성부위는 냉자침을 습성부위는 약침을 화성(火性) 부위는 구(灸)를 이용하는 것이 좋다고 했다. 인체에서 표리통기 시키는 방법으로 냉자 침을 많이 이용하고, 냉성부위 치료에 냉자침을 한정시켰는데 습성부위와 조성부위 치료에도 냉자침을 많이 이용한다는 것을 알아야 한다. 습성에 기제를 사용함은 당연하고, 화성부위에는 이열치열이라 구(灸)를 사용하는 곳(處)은 오직 전중경락 뿐 인데 미용에 신경쓰는 젊은 여성들 특히 미혼여성에게는 어떻게 대처할 것인가 연구를 좀 하고서 강의를 했으면 좋겠다.

천변선생이 전중에 약침주입보다 구(灸)가 좋다고 하신 것은 사실이나 경락이 성냥개피처럼 가늘어 주입하는데 기술을 요하기 때문에 초심자를 배려하였음을 인지해야할 것이다. 뜸을 뜰 수 없을 때는 경락이 가늘기는 하나 충분히 촉지가 가능하기 때문에 전중경락줄기를 움켜쥐고서 줄기 피내에 윤제를 주입하면 훌륭한 치료가 된다는 것을 알아야 한다.

다음으로 성대부위는 5mm이하로 찌르고, 천돌 부위는 피하라고 했으며, 수족의 경우 양보, 삼음교, 내관, 외관부위 아래도 피하는 것이 좋다고 했으며, 이는 신경 말초부위라서 잘 못 맞으면 통증이 심하고 쇼크의 가능성이 있다고 하는 것을 보면 상당히 조심스런 면이 다분하기는 해도 발전성은 없어 보인다. 인후질환에서 천돌양방 부위는 절대적인 치료점이고, 중풍과 마목질환 등은 말초 혈을 많이 다루는데 양보와 삼음교 이하는 주입을 못하게 하고, 습성류마티스 질환등은 손가락 변형까지 야기가 되는데 내관과 외관부위 아래로도 주입을 못하게 하면 상기 질환들은 약침치료를 할 수 없다는 야긴데 주입을 못하게 하지 말고 좀 더 치료방법을 연구해서 방법을 일러주는 것이 당연할 것이다. 습성 류마티스의 경우 손등부위의 손마디 피하에 기제를 0.1cc정도씩 통처마다 주입하면 주입당시 잠깐 열이 나기는 해도 통증또 한 없으며, 10분정도 지나면 열도 사라진다. 1회에 통증이 사라지고, 2회에 감탄사가 나오고 3회에 완치된다.

다음 임상치험편을 보니 화성과 풍성경락에 CS와 CN을 쓸 경우 0.03~0.05cc정도 사용하는 것이 좋다고 했는데 대단한 기술이다. 이것을 보면 치료부위를 피할 이유도 없는 것 같은데, 허나 소량을 논하다 보니 그렇겠지만 자료집을 보니 다들 치료하는 의사들인 모양인데 좀 과감했으면 좋겠다. 오십견이나 어깨가 잘 빠지는 경우 어깨를 돌리게 해서 약침을 주입하고 이때 장미기름을 약침으로 쓰라고 했다. 오십견에 장미기름이 아니더라도 IN윤제로 치료할 수 있고, V기제로 거짓말 같이 완치 시킨다. 단 주입점이 중요하다. 어깨를 돌리게 할 것이 아니라 팔을 앞으로 뻗게 하면 아파서 길게 뻗지는 못 할 것이다. 그러나 견딜 수 있을 만큼 뻗게 한 다음 견관절 연결 부위를 압진해보면 금방 통처를 찾을 수 있다. 또 발의 부위는 양보까지, 목주위에는 경락이 없으므로 경추 사이에 윤제주입, 틀린 말은 아니나 발 부위를 계속 양보까지 만을 주장하는데 복숭 뼈 피하에도 주입하는데 왜 거듭해서 주장을 하는지 누구한테 배운 이론인지 이해가 되지 않는다. 상처가 복숭뼈에 생겨 양 한방 치료 안 해본 것이 없다는 사람을 치료해본 경험이 있는데 이사람 기제 5회 치료로 완치 시켰다. 1회에 복숭뼈 주위에 상처에서 벗어난 1cm 지점에 기제를 0.1cc씩 돌아가면서 4곳에 주입, 2회에도 마찬가지, 3회에 상처부위 붉게 발적한 부위에 주입, 상처가 아물고 새살이 차고 올라오기에 2회를 더 같은 방법으로 기제주입을 했더니 거짓말 같이 나았다. 약침주입을 금기해야 할 곳은 검은 눈동자, 초보자는 구미혈과 극천아래에 조심하고, 경문에 지난 친 자극을 주지 말고 위중에 주입할 때는 다리를 구부리면 나머지 어디든지 과감하게 시도를 해 보아야 발전할 것이다. 목주위에는 혈 자리가 없는 것이지 경락이 없다고 하면 틀린 말이다. 혈 자리가 아니더라도 통처는 다 치료점이 된다. 인후치료 할 때도 동맥을 피하면 어디든 상관이 없다.

다음으로 주입제와 사용방법을 지정했던데, 주입제는 경락과 친화력이 떨어지면 주입제의 기능을 할 수 없다. 한 가지 주입제로 경락과의 친화력 테스트는 참으로 오랜 임상 없이 함부로 쓴다는 것은 타당하다고 할 수 없다. 지금은 여러 종류의 주입제를 만들어 쓰는데 본인이 보기에는 남용이라 아니할 수가 없다. 대충 종류를 살펴보니 홍화가 뼈에 좋다고 하여 HN을 만들어 골다공증에 쓰는데 참으로 골다공증에 얼마나 임상을 한 결과물이기에 이를 남용하는가. 그럼 천변선생이 연구한 제법 가운데 산조인을 한번 살펴보자 본초에 산조인의 불면, 다한, 구갈을 다스리는 약제이나, S를 만들어 경락조직에 주입하면 거습, 보기 역할을 하는데 이것은 어떻게 설명할 것인가. V는 소염, 진통, 거습, 통기, 진정, 해독성이 강한 주입제로서 본초에 우리가 알고 있는 약성과 일치하다고 보는가. 본인이 만든 shd는 30년 약침하면서 주입제 한 가지을 10년이 넘게 경락과의 친화력, 약성, 치료진전도, 부작용, 경락조직에 주입되었을 때의 변화 등을 테스트한 연후에 쓰고 있다. 어떤 이가 주입제 만드는 것을 보니 증상에 따라 처방이 정해져 있기에 물어본즉 신허 요통은 육미를 달여 지실이나 신유에 주입한다고 한다. 육미를 달여 먹고 발생하는 효과와 경락에 주입하여 발생하는 효과가 같다고 보는가. 혹 치료가 될 수도 있고, 안 될 수도 있겠지만 일치한다고 생각하는 이는 많은 연구가 더 필요할 것으로 본다. 10

여 년 전에 의료혜택을 받지 못하는 히말라야의 한 오지 마을에서 약침치료를 하는데 약이 떨어져 기제 대용으로 식염수를, 윤제 대용으로 포도당 5%를 사용한 적이 있는데 어떤 환자는 치료가 잘 되고, 또한 잘 되지 않은 환자도 있었다. 그러나 육미를 사용한 것보다는 오히려 더 많은 효과가 있다고 생각하는 것은 육미의 처방내용에 윤과 기의 성분이 섞여 있다고 해서 경락조직이 흡수했을 때 과연 산조인과 같이 경락조직에서의 변화과정을 연구가 결여된 단순한 생각만으로 추정을 한다는 것은 인체를 다루는 의자로서 무책임하다고 할 것이다. 식염수는 기제의 성분이 다분히 있어 기제의 희석제로 많이 사용해 왔으며, 포도당 5%가 윤제 역할을 다분히 했다고 생각하는데 여러분의 생각은 어떠한가. 공부 못하는 사람의 가방은 크고, 어설픈 목수는 연장의 종류가 많다고 한다. 경락조직이 원하는 획기적인 주입제는 생각에서 나오는 것이 아니고, 생각으로 추정해서도 아니 된다. 완전의학에 목표를 두고 우리함께 연구와 정진을 해봄이 바람직하지 않을까. 본인은 지금도 IN윤제와 V기제 두 가지로 특수질환 몇 가지를 제외한 모든 병을 다스림에 조금도 부족함이 없음을 자인하는 바이다. 면역약침을 사랑하는 동호인과 회원여러분. 면역약침이 탄생한지 40여 년이나 되었는데 새로운 발전 없이 당시의 치료법과 제법으로 불치에 도전하는 의자가 있다면 후세에게 연구의 바탕을 깔아준 천변선생에게 큰 죄를 짓는다고 할 것이다. 서로들 공유하는 것은 참으로 바람직하나 어설픈 알음알이로 입문자에게 피해를 주어서도 아니 될 것이요, 임상이 결여된 학문을 공유한다는 것은 더 더욱 아니 될 것이다.

부록 : 정격 · 승격 혈위도

1. 수태음 폐경(手太陰 肺經)

• 폐정격 : 태연, 태백(보)
소부, 어제(사)

• 폐승격 : 소부, 어제(보)
음곡, 척택(사)

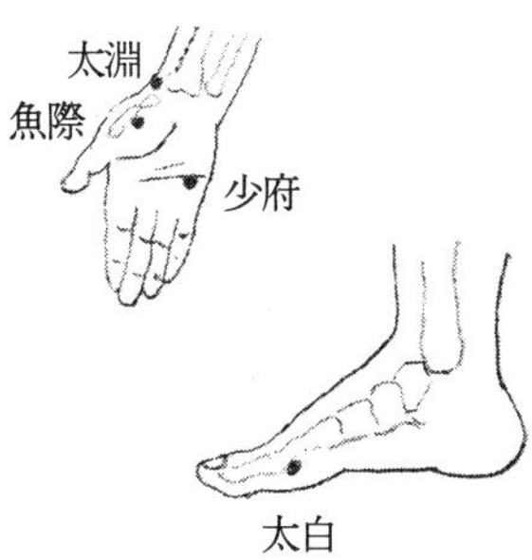

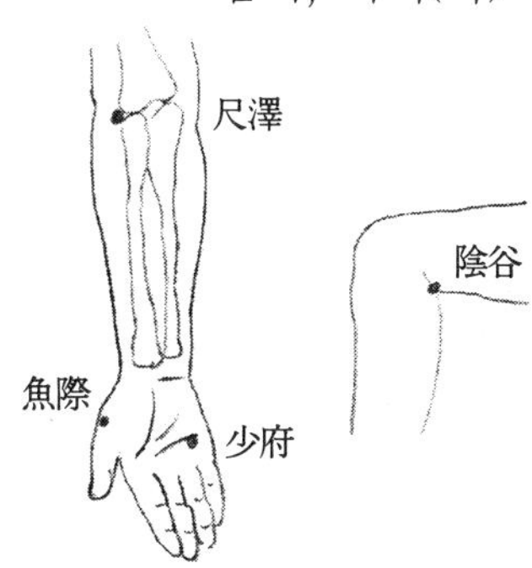

2. 수양명 대장경(手陽明 大腸經)

• 대장정격 : 삼리, 곡지(보)
양곡, 양계(사)

• 대장승격 : 양곡, 양계(보)
통곡, 이간(사)

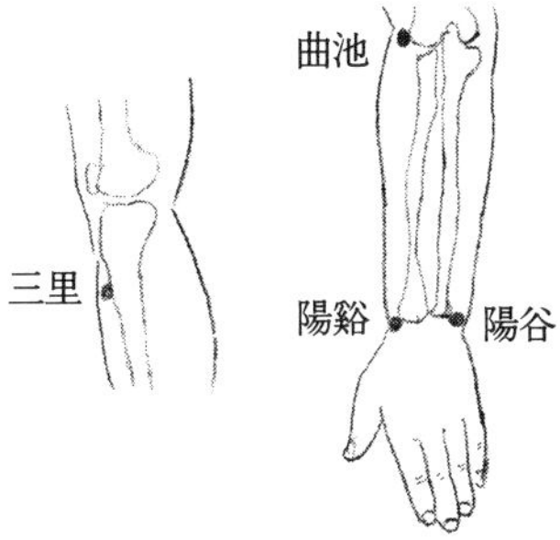

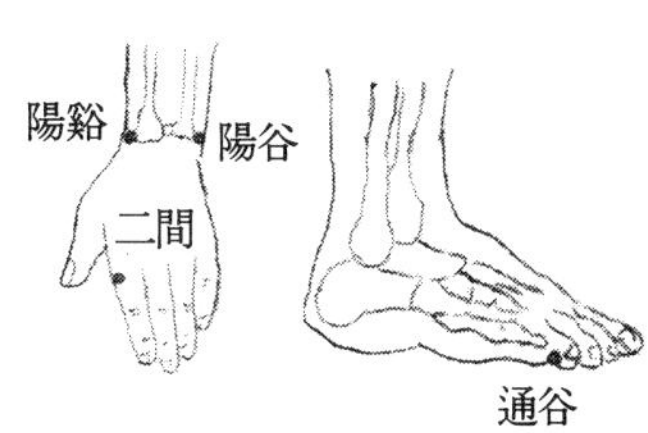

3. 족양명 위경(足陽明 胃經)

- 위정격 : 양곡, 해계(보)
  임읍, 함곡(사)

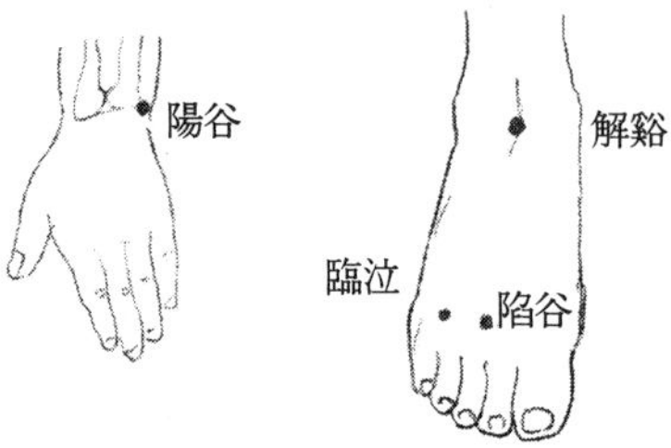

- 위승격 : 임읍, 함곡(보)
  상양, 여태(사)

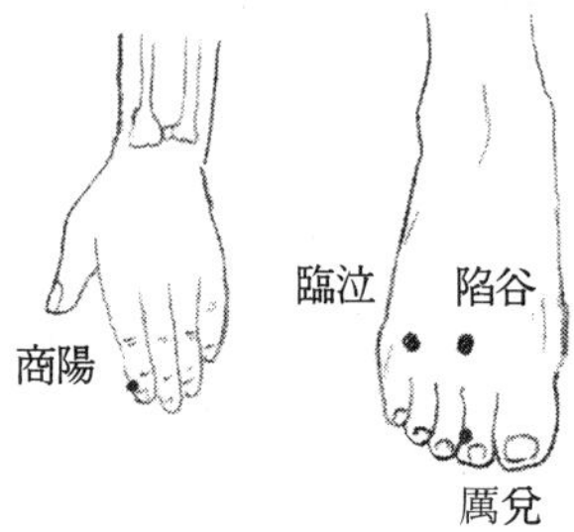

4. 족태음 비경(足太陰 脾經)

- 비정격 : 소부, 대도(보)
  대돈, 은백(사)

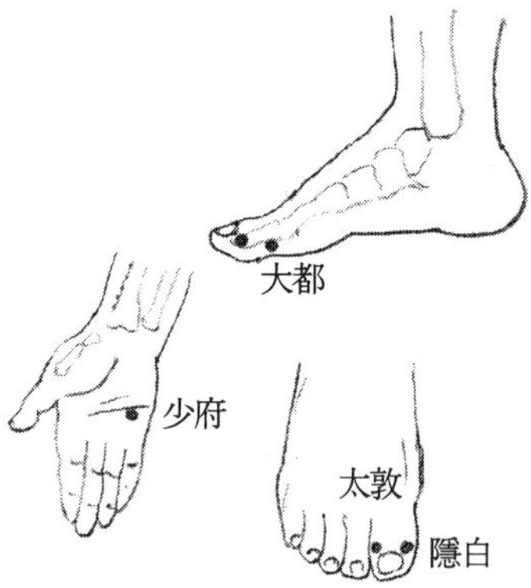

- 비승격 : 대돈, 은백(보)
  상구, 경거(사)

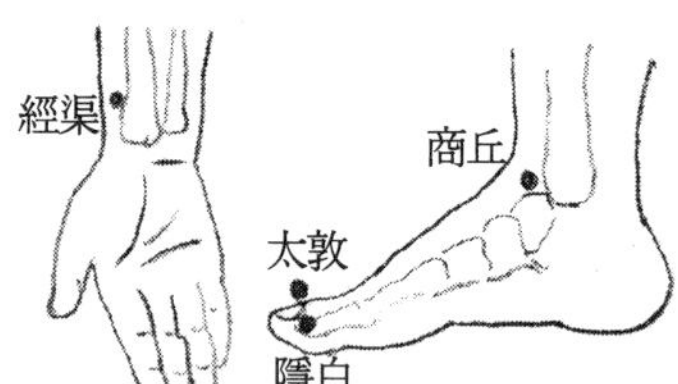

5. 수소음 심경(手少陰 心經)

• 심정격 : 대돈, 소충(보)
음곡, 심해(사)

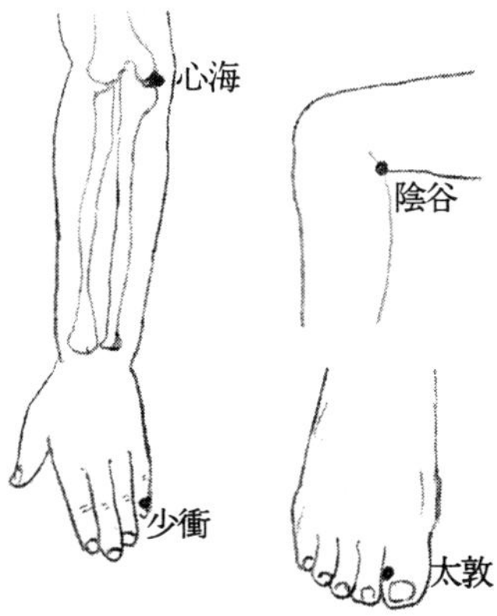

• 심승격 : 음곡, 심해(보)
태백, 신문(사)

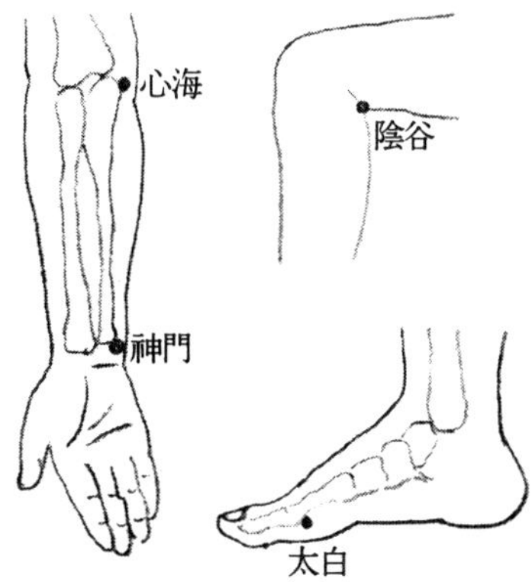

6. 수태양 소장경(手太陽 小腸經)

• 소장정격 : 임읍, 후계(보)
통곡, 전곡(사)

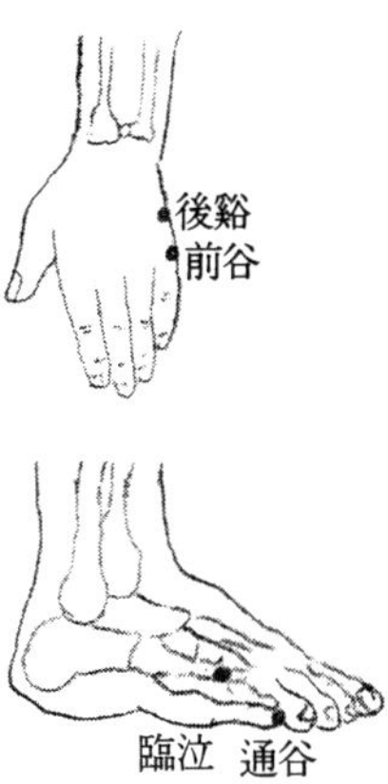

• 소장승격 : 통곡, 전곡(보)
삼리, 소해(사)

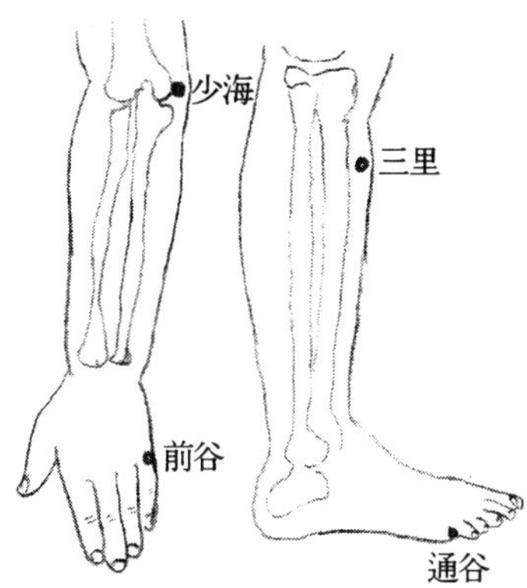

7. 족태양 방광경(足太陽 膀胱經)

• 방광정격 : 상양, 지음(보)
삼리, 위중(사)

• 방광승격 : 삼리, 위중(보)
임읍, 속골(사)

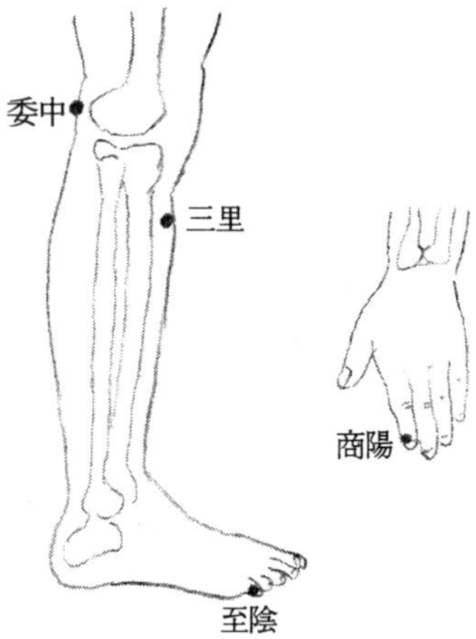

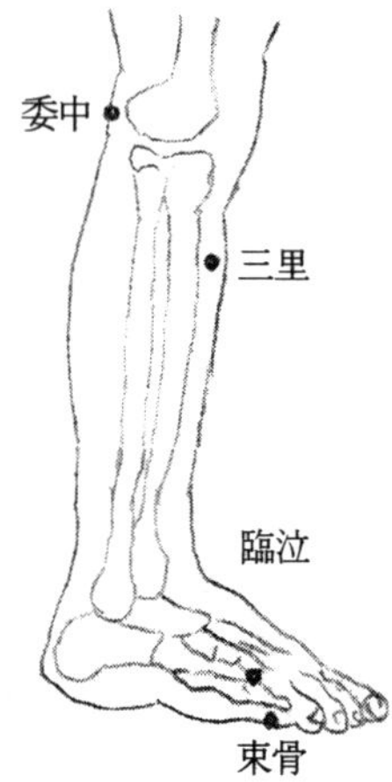

8. 족소음 신경(足少陰 腎經)

• 신정격 : 경거, 복류(보)
태백, 태계(사)

• 신승격 : 태백, 태계(보)
대돈, 용천(사)

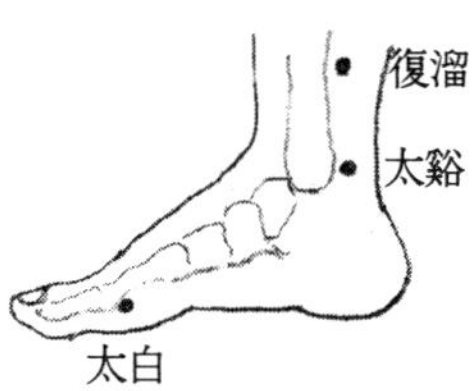

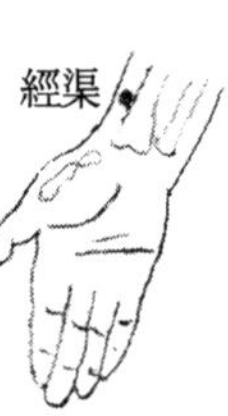

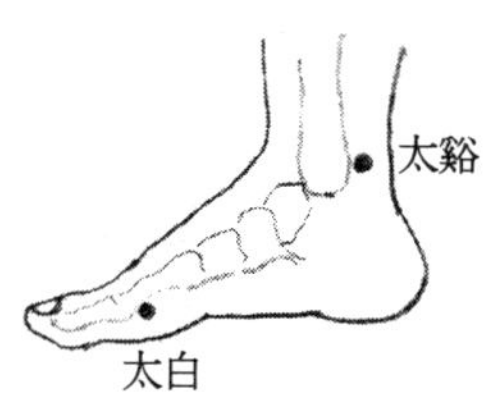

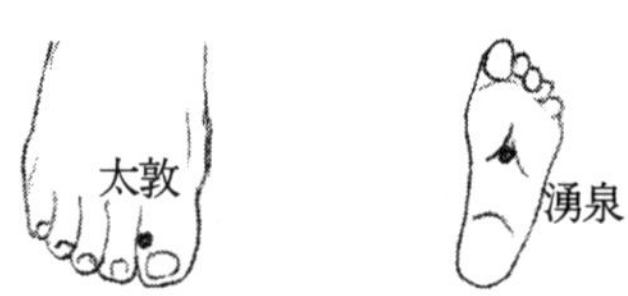

9. 수궐음 심포경(手厥陰心包經)

• 심포정격 : 대돈, 중충(보)
음곡, 곡택(사)

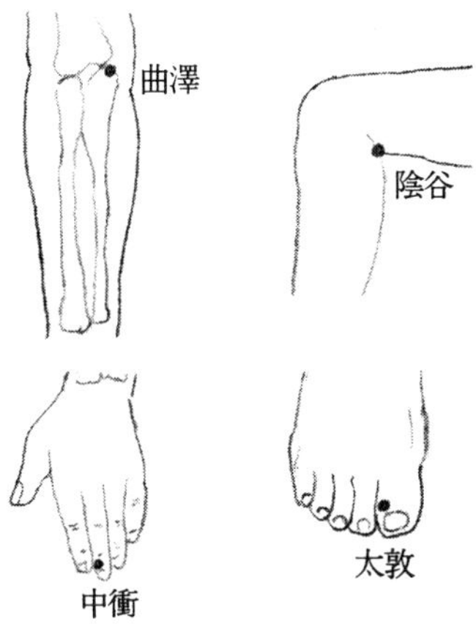

• 심포승격 : 음곡, 곡택(보)
태백, 태능(사)

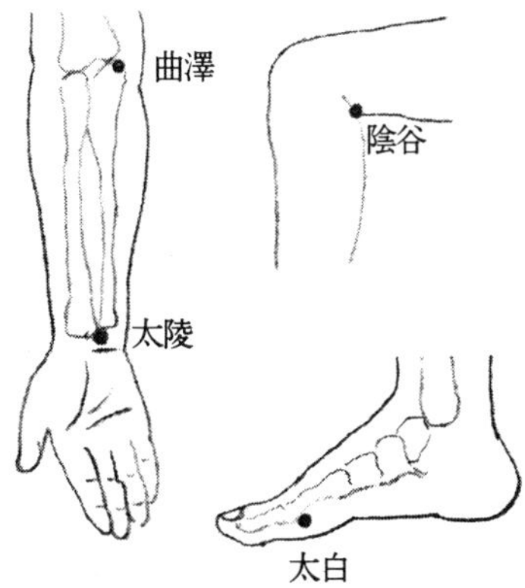

10. 수태양 삼초경(手太陽三焦經)

• 삼초정격 : 임읍, 중저(보)
통곡, 액문(사)

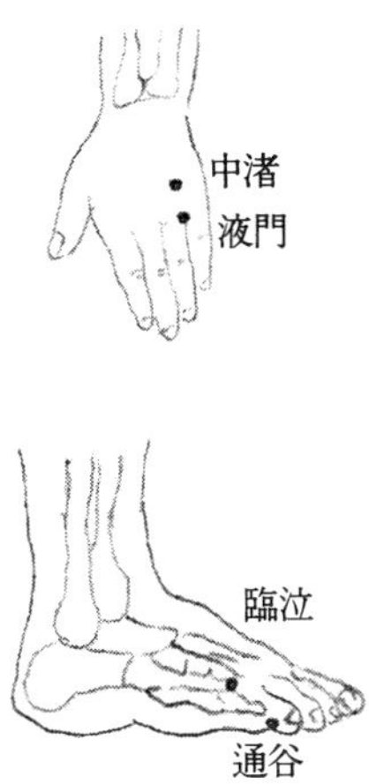

• 삼초승격 : 통곡, 액문(보)
삼리, 천정(사)

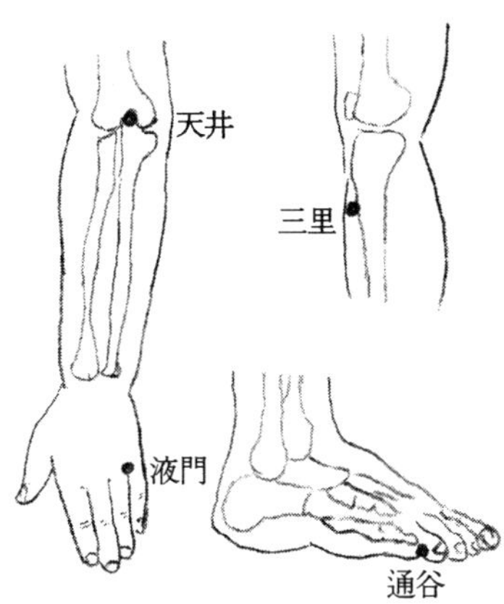

11. 족소양 담경(足少陽膽經)

• 담정격 : 통곡, 협계(보)
상양, 규음(사)

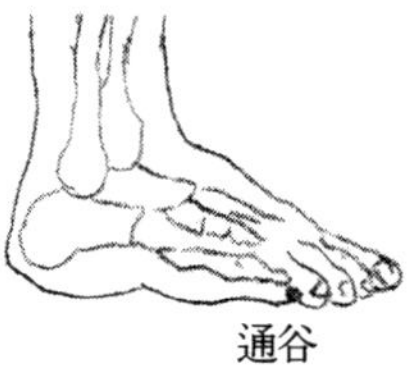

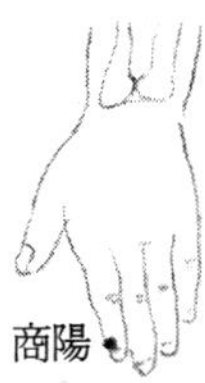

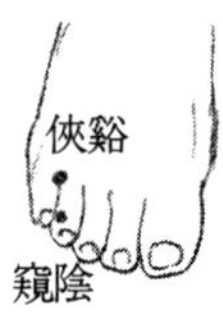

• 담승격 : 상양, 규음(보)
양곡, 양보(사)

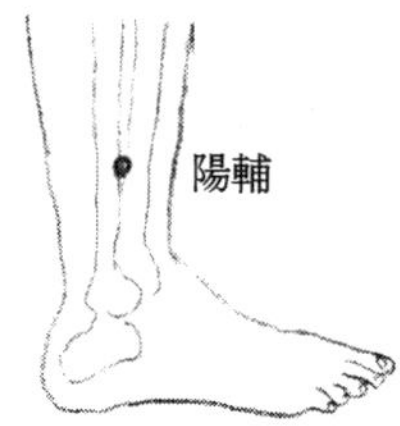

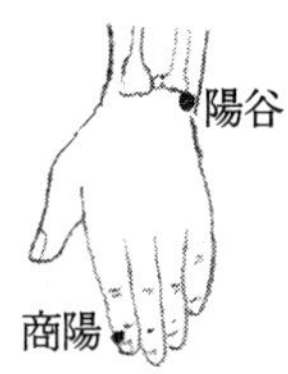

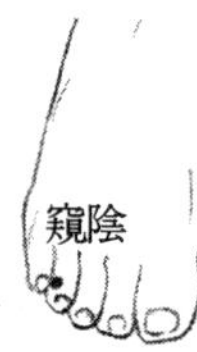

12. 족궐음 간경(足厥陰肝經)

• 간정격 : 음곡, 곡천(보)
경거, 중봉(사)

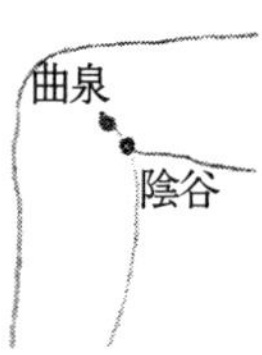

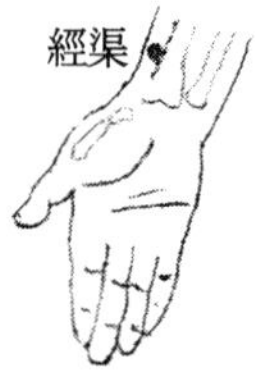

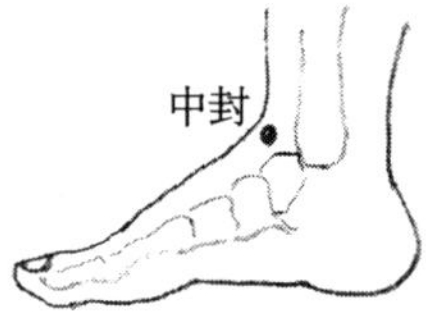

• 간승격 : 경거, 중봉(보)
소부, 행간(사)

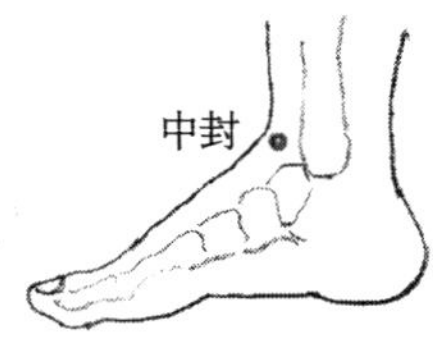

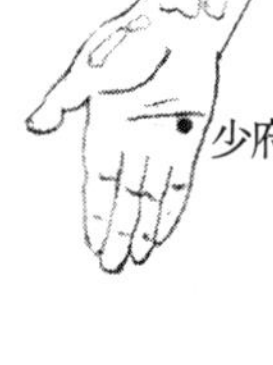

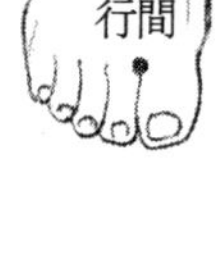

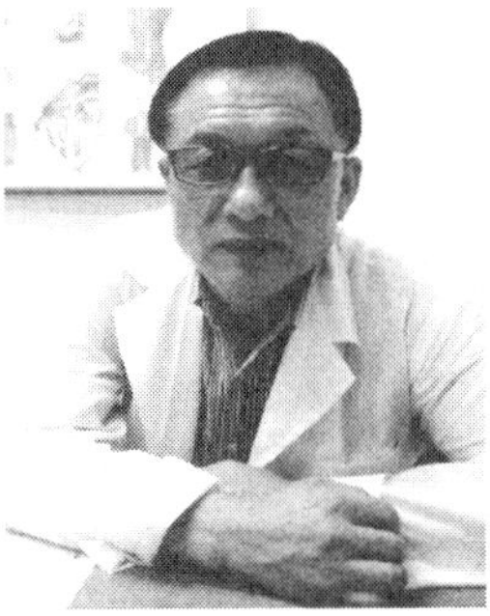

〈현재〉
-CEBU 고려한의원 원장
-UN DPI / NGO (국제의료봉사단) 단원
-〈새벽을 여는 의사회〉 정회원으로 활동 중

〈저서〉
-「경락 제3의학」
-「사암 오행침법」

〈연락처〉
-한국 : 011-9337-8241
-필리핀 : 0915-644-4330
-E-mail : dmsangwoo@naver.com

사암침과 면역약침의 만남

1쇄 발행	2008년 07월 30일
2쇄 발행	2010년 07월 30일
저자	박 상 우
발행인	김 갑 용
발행처	진한엠앤비
주소	서울시 마포구 신수동 448-6 한국출판협동조합 內
전화	02) 364 - 8491(대)
팩스	02) 319 - 3537
사이트주소	http://www.jinhanbook.co.kr
등록번호	제313-2010-21호 (등록일자 : 1993년 05월 25일)

정가 30,000원

ISBN 978-89-8432-355-1 (03510)